如何做一名好护士

迟冰媛　张　琰◎编著

RUHE ZUOYIMING
HAO HUSHI

著名护士培训专家手把手教你如何做一名好护士
国内多家著名三级甲等综合医院的护士培训指定教材

本书堪称优秀护士的工作实战培训经典：从医院管理者需求的角度，结合日常工作中的实际问题，借鉴数百家医院护士工作的成功经验，组织多位专家教授和医院临床一线的优秀护士长历经两年时间共同倾力打造。

中国言实出版社

图书在版编目(CIP)数据

如何做一名好护士 / 迟冰媛,张琰编著. —— 北京：
中国言实出版社,2016.1

ISBN 978-7-5171-1689-9

Ⅰ. ①如… Ⅱ. ①迟… ②张… Ⅲ. ①护士—职业道
德 Ⅳ. ①R192.6

中国版本图书馆 CIP 数据核字(2015)第 286201 号

责任编辑:周汉飞

出版发行 中国言实出版社
　　地　　址:北京市朝阳区北苑路 180 号加利大厦 5 号楼 105 室
　　邮　　编:100101
　　编辑部:北京市西城区百万庄大街甲 16 号五层
　　邮　　编:100037
　　电　　话:64924853(总编室)　 64924716(发行部)
　　网　　址:www.zgyscbs.cn
　　E-mail:zgyscbs@263.net
经　　销 新华书店
印　　刷 北京柯蓝博泰印务有限公司
版　　次 2016 年 1 月第 1 版　 2016 年 1 月第 1 次印刷
规　　格 710 毫米×1000 毫米　 1/16　 14 印张
字　　数 195 千字
定　　价 35.80 元　 ISBN 978-7-5171-1689-9

　　南丁格尔曾经说过："护士是没有翅膀的天使,是真、善、美的化身。"
没有翅膀的白衣天使们,总是处处为病人着想,关心、体贴病人,用娴熟的
技术和优良的服务为患者清除病痛。每当那些受疾病侵蚀而十分脆弱的
生命需要呵护时,白衣天使总是第一时间出现,用双手驱赶病魔,用微笑
抚平伤口,用细心挽回生命。现代医学模式要求好护士必须忠诚护理事
业、热爱病人,有强烈的职业自豪感,同时又具有坚定的意志和无私奉献
精神。护士是一个崇高的职业,然而做一名好护士却不是那么简单。

　　一名好护士必须热爱护理事业,必须忠诚于患者的利益,视患者的利
益高于一切。一名好的护士应该具有扎实的专业理论知识,掌握各种疾
病的症状、体征和护理要点,能及时准确地制定护理计划,了解最新的护
理信息,还应有娴熟的护理操作技能。

　　一名好护士应有健康的身体和心理、坚定的意志力、良好的人际关
系、全面负责的道德观念、高度的责任感和主动服务意识,在工作中不仅
能够服从领导安排,接受批评,还应有良好的协作精神,工作勤奋,不怕苦
和累,保持最佳的情绪。

　　一名好护士有熟练的护理操作技术,不仅能大大减轻患者的痛苦,而
且能增强自己的信心,给人一种美的感受;具有敏锐的观察力,善于捕捉
有用的信息,能为患者病情恢复提供较大的帮助,满足病人需求。

　　一名好护士应经常和患者交流,给予病人亲人般的关怀,时刻了解他
们的要求,满足他们的需求,为病人分忧解难;加强和患者的有效沟通,用
微笑为病人服务,在与患者沟通时要讲究语言艺术,把握说话分寸,通过

得体的微笑,使患者感到关爱!

一名好护士要积极学习新的东西,不断地充实自己的头脑,提升业务水平,时刻本着"一切为了病人,为了病人一切"的护理工作目标和"诚心、恒心、信心、爱心、耐心"的执业理念,以高度的工作热情,用灿烂的微笑服务患者。

"病人无医,将陷于无望;病人无护,将陷于无助"。做名好护士,是和谐社会的必然需要。医院是一个特殊的工作环境,护理是一门特殊的职业。护士的服务对象是在生理或心理处于非健康状态下的特殊群体。护士虽然不是为患者主治的,但是是为患者服务的,而且是朝夕相处的,在医院的工作也是最忙最累的。护士没有固定节假日,没有固定休息时间,当别人安然沉睡时,护士仍穿梭在各个病房之间。一名好护士可能无法同时兼任一个体贴的女儿,一个称职的妻子,一个合格的母亲。当这一切付出换来一个个鲜活的生命,换来一句句真诚的感谢时,就会无愧于这个神圣的称号。

因而我们特意编写了本书,全书立足于我国护士现有的实际情况,体系完整清晰,事例生动新颖,包涵真实性、科学性和实用性于一体,以积极的理念和眼光全面解析了做名好护士的具体技巧和深层意义。阅读本书,对于我国各级医院开展医德医风教育、提升医患沟通技能和提高医疗护理服务质量具有借鉴与指导作用。

目 录
Contents

第一章 **恪守医德，患者第一：锻造白衣天使的职业精神**

要做一名好护士，病人的满意度是很重要的一个标准。护士是天底下最无私的职业，是人类生命的守护神。护士在护理的岗位上，要尊重、善待每一位病人，要用真挚的爱心去关爱、化解病人的痛苦，托起病人生命的希望。

1.护士是生命的守护神 / 2

2.为患者服务是护士的天职 / 6

3.向南丁格尔学习：用爱诠释护士精神 / 10

4.一视同仁，平等对待每一位患者 / 13

5.守住护士的道德底线——良知 / 16

6.珍惜护士的人格和名誉 / 20

第二章 **爱岗敬业，忠于职守：认真履行护士的岗位职责**

"救死扶伤"是护士的天职，是护士的光荣使命。工作中，护士的责任就是对病人负责，保证病人的安全。严格遵守护理要求，勇于承担责任，是每一位好护士迈向成功的第一步。

1.救死扶伤，做好急救护理 / 24

2.尽职尽责，严格遵守护理要求 / 27

3.认真细致，按标准填写护理记录 / 30

4.尊重患者，保护好每一位患者的隐私 / 33

5. 全心投入,不要在护理时间办私人事情 / 36

6. 乐观面对护理岗位,及时化解心理压力 / 40

第三章　文明有礼,仪表端庄:规范严谨端庄的职业礼仪

　　好护士是天使的化身,良好的修养、端庄的举止、和蔼可亲的语言、关心体贴的态度是建立良好职业形象、赢得病人信任的关键。如果一名护士仪表不整洁,蓬头垢面,则会给病人留下做事不认真、服务态度生硬等印象,病人心中就会存在着戒备感和不信任感。

1. 服装整洁,保持良好的护士形象 / 46

2. 工作场合不要浓妆艳抹 / 49

3. 举止优雅,坐有坐相站有站相 / 53

4. 关注细节,不戴首饰不穿高跟鞋 / 56

5. 语言亲切,接待患者使用礼貌用语 / 58

6. 态度和蔼,不要有过激的言行 / 61

第四章　关心患者,微笑服务:为患者提供细心的护理服务

　　注重护理服务,让患者满意是护士工作的目的。护士用亲切的微笑,可以拉近候诊病人与护士的心理距离,消除病人的陌生感和候诊的烦躁感,能有效地润滑和谐医患关系,增进医患双方的相互理解和信任,促进医患工作的顺利进行。

1. 微笑接待患者,不给冷脸 / 66

2. 手续快捷,不要让患者久等 / 68

3. 了解患者不同的需求,提供个性化服务 / 71

4. 尊重患者和家属的知情权,耐心解释沟通 / 74

5. 提供合适的娱乐活动,打发寂寞时间 / 77

6. 让患者有家的感觉,精神舒适 / 80

第五章 作风严谨，操作规范：严格执行护理规章制度

护理工作是一门精细的技术。好护士要一步一个脚印、踏踏实实地去做，不怕麻烦，不怕辛苦，一丝不苟贯彻执行各项护理技术操作规范才能体现出护士的综合素质水平，赢得患者及家属的信任，建立高标准的护理水平。

1. 遵守护理制度，以高标准要求自己 / 84
2. 谨慎小心，培养严谨细微的护理风格 / 86
3. 根据患者的病情轻重，确定护理级别 / 90
4. 遇事有条理，急而不慌，忙而不乱 / 93
5. 主动巡视病房，密切观察病情 / 95
6. 做好交接班，保证护理工作的连续性 / 98

第六章 重视安全，避免事故：杜绝护理中的麻痹大意

不合规的护理操作是护理安全的重要隐患。护士在护理过程中要遵守安全制度，杜绝护理中的麻痹大意。护士安全操作规程是科学检验的结果，操作规程的任何一个环节都不能省略，不能跨越，不能颠倒顺序。否则事故一旦发生，一切都无法挽回。

1. 安全要做好，教育培训不能少 / 104
2. 医嘱不明要问清，发现问题及时纠正 / 107
3. 严格执行三查七对，一次都不能省 / 109
4. 给药准确，掌握给药剂量和时间 / 112
5. 定期消毒，保持病房清洁卫生 / 115
6. 遵守安全规章，严格毒麻药物管理制度 / 118

第七章 严格自律，廉洁奉公：树立清廉的护士风气

好护士在工作中要廉洁自律，拒绝红包和回扣，自觉抵制各种诱惑。廉洁是最基本的职业操守，是我们必须坚守的道德底线。作为护士，一定要用法律和纪律规范自己的行为，树立牢固的守法意识，不做违法的事情，不以工

作之便谋取私利。

1. 强化廉洁从护意识,提高服务质量 / 122

2. 克服贪欲,做一个洁身自爱的好护士 / 126

3. 因病施药,不让患者花冤枉钱 / 129

4. 严格自律,拒绝红包和回扣 / 132

5. 秉公办事,谨防人情陷阱 / 135

6. 谨遵廉洁规定,永葆护士清廉本色 / 139

第八章　勤奋学习,精益求精:不断提高护理业务水平

护士要善于学习,必须对技术精益求精,及时更新知识结构,积极应用心理学、社会学、美学、伦理学等相关学科知识,做好护理工作。只有不断地充实自己的头脑,才能跟上时代的发展。

1. 热爱工作,掌握过硬的护理本领 / 144

2. 提高自身的护理素养,做好职业规划 / 148

3. 善于学习,做护士中的多面手 / 151

4. 敢于大胆创新,解决护理难题 / 154

5. 干一行专一行,做一个专家型护士 / 158

6. 学习信息技术,追赶医学发展的潮流 / 161

第九章　诚信待人,团结同事:点燃医护团队的正能量

好护士必须具有诚信的品格、较高的思想修养及高尚的道德情操。诚信不仅是社会中每个人所应遵从的最基本的道德规范,而且也是处理好人与人之间关系的准则。诚信待人才能感动他人,塑造有活力的护理团队。

1. 以信待人,做名诚实可靠的护士 / 166

2. 保持健康心理,练就过硬的心理素质 / 169

3. 融入护理团队,不做独行侠 / 172

4.宽容友善,及时施以援手/175

5.服从大局,做一名有团队精神的好护士/178

6.热爱护理事业,实现自己的岗位价值/181

第十章　理解患者,奉献爱心:建立和谐的护患关系

护士与病人保持良好护患关系是人性化服务的理念体现。构建和谐护患关系,为患者提供更优质的护理服务,要在情、理、法上下功夫。一名合格好护士不是评选出来的,更不是吹出来的,而是勤勤恳恳、脚踏实地做出来的,是得到社会认可的。

1.以患者为中心,发扬无私奉献的精神/186

2.关怀爱护患者,拒绝抱怨心态/189

3.善于沟通,灵活处理医患纠纷/192

4.理智应对,化解患者及家属投诉/196

5.设身处地为患者考虑,消除护患误会/199

6.以真心换真情,促进护患和谐/201

小测试　好护士的常识,你掌握了吗?

第一章

恪守医德，患者第一：锻造白衣天使的职业精神

要做一名好护士，病人的满意度是很重要的一个标准。护士是天底下最无私的职业，是人类生命的守护神。护士在护理的岗位上，要尊重、善待每一位病人，要用真挚的爱心去关爱、化解病人的痛苦，托起病人生命的希望。

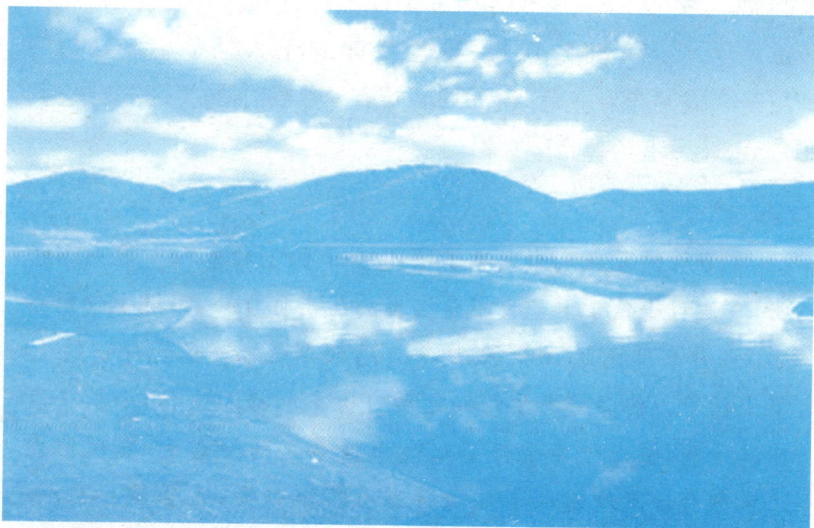

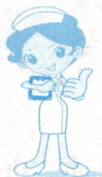

1

护士是生命的守护神

　　如果说教师是天底下最阳光的职业,是人类灵魂的工程师,那么,护士就是天底下最无私的职业,是人类生命的守护神。中国医学科学院院长黄家驷曾指出:"护士和病人接触比医生多得多,病情变化观察得比医生早,病人有什么话,时常会对护士说,因此病人健康的恢复,对护士的依赖,丝毫不低于医生。"事实也确实如此,护士是协助患者同疾病作斗争的最得力助手,其护理工作不仅要讲究科学性、规范性、有效性,更要体现对病人的关心、关爱之情;不仅要做好护理工作,还要兼做"保姆""清洁工"等多重角色,帮病人擦洗、喂饭、喂水、擦地,陪病人聊天等。有时,护士的一个甜美的微笑能给患者以心灵的慰藉,一个细小的关怀能带给患者以生的希望,让患者扬起希望之帆。

　　"好险! 差点儿出大事了!"19 岁小伙子的家人一边感谢护士,一边对小伙子说,"要不是这里的护士负责任,难说小命就丢了。"3 月 6 日晚上 10 时左右,120 急救车送来一位受外伤的 19 岁小伙子。伤者是由于两辆电动自行车相撞而受伤,小伙子直叫肚子痛,护士对其进行了 CT、血检等系列检查后,发现他左上腹部有轻微外伤,CT 显示脾脏有轻微肿大,无明显异常,暂无大碍。小伙子想离开医院,但护士建议他再做一份 x 光检查,并留院观察。

小伙子觉得自己的身体自己了解，怎么也不愿意留院观察。正巧他姨妈曾经是该院的患者，深知该院护士的高度责任心，对于该院极其信任。后来在其姨妈的劝导下，小伙子听取护士建议留院观察。凌晨2点左右，小伙子再次感觉肚子痛，经过医生的仔细检查，发现其脾脏破裂。脾脏在全身防卫系统中的作用十分重要，脾脏破裂引起大出血很容易导致死亡。故对此类病症的及时诊断及正确处理尤为重要，必须给予高度重视。时间紧急，小伙子被推进手术室，紧急实施手术，保住了其年轻的生命。术后，小伙子家属对护士千恩万谢！而护士们只淡淡地说："这是护士的职责，不用谢！"

这个小伙子是幸运的，遇到了一群责任心强的护士，年轻的生命得以挽救。作为一名护士，我们面对的是生命，病人把最宝贵的生命托付给我们，我们应意识到这沉甸甸的分量和治病救人这一职业的崇高神圣。因此，作为一名护士，所要做的不仅仅是单纯的打针、换药，我们更要用高超的护理技能、广博的护理知识去安抚和护理病人；用我们真挚的爱心去关爱病人、化解病人的痛苦；用我们的真心和爱心托起病人对生命的希望。

叶欣是广东省中医院急诊科的护士长。急诊科是省中医院最大的护理单位，下设120、输液室、抽血室、注射室、留观室、治疗室六个部门。"快速、及时、有效"的工作性质、复杂多变的病情、触目惊心的状况，需要护士长不仅需要一流的护理专长，更要有临危不惧、指挥若定、身先士卒的领导能力和冷静快捷的思维能力。生死一瞬间，在以痛苦、哀号、无助为氛围的工作环境里，每位护士都必须具备强健的身体和良好的心理素质。对于女性而言，这何尝不是对身心的超级挑战。而叶欣在急诊科一干就是几十年。

每当急诊科有传染性疾病患者前来急诊时,叶欣总是一马当先,冲锋在前,尽量不让年轻的小护士们沾边。每次她总是说:"你们还小,这病危险!"对待这类病人,她总是护理得格外耐心、细致,没有一丝的嫌弃。对于家境贫寒的病人,她甚至主动出钱为病人买药物。她常常对护士们说:"病人得了传染病已经够不幸了,但社会的歧视给他们心理造成的伤害也许比病痛更难受!作为护士,我们一方面要解决他们身体的痛苦,更要给他们爱的力量,生活的力量!"一次,一位刚参加工作的护士为病人服务时引发了病人的不满,叶欣主动到患者家登门道歉,并作自我批评。广东省中医院二沙分院刚建立时,叶欣主动请缨,提出到二沙急诊科担任护士长,负责繁重的护理组建工作。

2001年,一位来自福建某山区的重症患者到急诊科治疗,她病情刚稳定就急着要求回家。叶欣苦心规劝,但病人就是不听,于是科室决定用救护车送病人回家,叶欣又主动申请沿途护理。22小时的颠簸和护理,病人安全到家了,可她却累得直不起腰来。为了尽快赶回上班,第二天一上午,叶欣自己出钱乘飞机回到了广州。

2003年春节前后,一种病因未明的非典型肺炎开始在广州一些地区流行。2月上旬刚过,广东省中医院二沙急诊科就开始收治确诊或疑为"非典"的病人,最多时一天5人。面对增加了两倍的工作量,叶欣重新调班时,安排了加强班。随着"非典"患者的急剧增多,广东省中医院当机立断,紧急抽调二沙分院急诊科部分护士增援位于市中心的院本部。二沙急诊科护士力量出现了明显的不足,叶欣身先士卒。后来,极度疲倦的叶欣开始出现发热症状,后被确诊染上了非典型肺炎。为了救治叶欣,医院在最短时间内成立了治疗小组。叶欣的病情几乎牵动了所有人的心。时任广东省省委书记张德江委托蔡东士秘书长慰问她及其家属;雷于蓝副省长也在省政府副秘书长黄业斌和省卫生厅厅长黄庆道的陪同下，亲自到医院了解治疗情况；省卫生厅、省中医药管理局、广州中医药大学的领导也为抢救叶欣提供了技术、物质、器械的支持。2003年3月25日凌晨1：30，就在叶欣最后所抢救的、也是传染给她"非典"的那位患者健康出院后不到一个星期，叶欣永远离开了她所热爱的岗位，时年47岁。

叶欣在担任护士长期间，始终把培养护理人才作为本科室一项的重要工作来抓。她常利用午休给护士们上业务课，让刚进急诊科的姑娘们在她身上练习扎针。叶欣在担任护士长期间，始终没有放弃对新知识的钻研，她总是在第一时间去掌握最新技术。1995年，她的论文《甲黄膜液对褥疮治疗护理的应用研究》获广东省中医药管理局科技进步三等奖，实现了该院护理课题在科技创新中零的突破。直到叶欣去世前，她共发表论文13篇。

叶欣是一个性格恬淡的人，她不求闻达，只讲奉献。作为领导，她的宽容、平和、正直，她的忍让、谦虚和公正，无不深深折服着她的同事和朋友。科室里的小护士曾诗意地说："叶护士长简直就是阳光和微笑的化身，那么透明，又那么明媚。加班、顶班，对她可谓司空见惯，尤其是节假日，她会主动给自己排上班。"叶欣去世后，她爱人动容地说："我和叶欣结婚22年了，但只有结婚那年我们一起在家过了春节，其余她全是在医院度过的。"

在抗击非典型肺炎的战场上，广大医务工作者无私无畏，冲锋在前，用生命谱写了救死扶伤的壮丽篇章。在玉兰花开的时节，广东省中医院护士长叶欣永远离开了人世，她牺牲在抗击非典型肺炎的战场上。生前，她留下了一句令人刻骨铭心的话："这里危险，让我来。"把风险留给自己，把安全留给病人，这是无数医务工作者的崇高精神境界。正是有了一大批白衣战士的顽强奋战，非典型肺炎蔓延的势头才得以遏制，人民群众才得以安享宁静的生活。有人曾说过："拉开人生帷幕的人是护士，拉上人生帷幕的人也是护士"。是啊,在人的一生中,有谁会不需要护士细心和悉心的照顾呢?护士用青春和激情,用心血和汗水,谱写了一曲曲人世间最美的生命赞歌。从某种意义上讲,护士是生命的守护神!生命就操纵在护士手中。提心吊胆可能是经常的心态,这份如履薄冰的紧张和巨大的压力会伴随护士终身!然而,这一切一切的酸甜苦辣与生命本身相比,又算得了什么?为人民的健康事业奉献青春和力量的护士是自豪而神圣的!

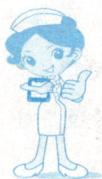

2

为患者服务是护士的天职

尊重病人、爱护病人、关心病人是每一个护士的天职。好护士在工作中一定要做到对每一位患者高度负责。对于护士而言,强烈的责任心更是至关重要的职业素质核心。责任是至高无上的职业精神,责任心是做好任何工作的前提和保障。在工作中,一些护士不能全面、严格地履行护理职责,忽视基础护理工作,主动服务意识不强,导致护患关系紧张,影响了医疗质量,甚至引发医疗事故。少数护士"以病人为中心"的服务理念没有完全付诸行动,对患者的态度不热情。一些医院的护理工作简单化,护士仅注重执行医嘱,完成打针、发药的工作,忽视了主动观察病人病情变化、巡视病房和基础护理等工作,忽视了对病人的生活照顾、心理护理和康复指导,忽视了与病人的沟通、交流。这些都是十分错误的。要做一个好护士,病人的满意就是工作的唯一标准。

"为病人服务是我的天职，我要把爱心、诚心奉献给每一位住院患者，减轻病人的痛苦，赢得病友的真心。"安化县人民医院护士刘世清常这样说，她更是这样做的。2010年的5月，一个在外地出生的新生儿因早产和重度窒息收住新生儿病房。入院时，体重只有1450克，全身青紫，呼吸微弱，四肢肌张力很差，头发丝一样的血管加大了穿刺输液的难度，刘世清凭着平时练就的过硬技术为这个新生儿进行穿刺；每天她带领儿科的护士姐妹帮助小宝宝做全身抚触；用注射器一滴一滴地帮他喂奶，确保营养补给；24小时全程监护，小宝宝的每一次睁眼、每一次伸手踢腿都在刘世清的视线当中，小宝宝每一次大小便的量、颜色、性状也在她的掌握之下。这期间，小宝宝的父亲因经济窘迫想放弃治疗，刘世清发动医护人员为他捐款2000多元。她和护士姐妹们的爱心与诚心终于得到了回报，经过26天的精心治疗和护理，病儿痊愈出院。

2008年四川汶川大地震发生后，刘世清毅然申请参加爱心救援工作，第一个向县卫生局交上了请战书。6月27日，刘世清的申请得到了批准，成为湖南省支援灾区医疗卫生工作队的一员。抵达灾区的时候，为了方便工作，她剪掉了自己心爱的长发。面对每天多达300次以上的余震，还有随时都会淹埋人的泥石流和塌方，以及随时可能暴发的疫情等，她悄悄地写好遗书。在灾区救援的日子里，渴了，喝点溪水，饿了，吃点方便面。刘世清走遍了朴头乡8000多平方公里的山地，对28个水源点进行了检测和消毒，对6个行政村、826户人家3000多人进行了身体检查；对灾区2000多人进行了卫生知识宣传和培训、发放资料3000多份、张贴宣传资料460多张；深入各村寨开展巡回医疗及协助医生进行灾民救治工作。同年7月18日，刘世清代表湖南省医疗卫生工作队对四川省理县各乡镇卫生院院长、县直属机构及各乡镇卫生院技术骨干人员进行了护理技术培训。在灾区工作的时间里,刘世清遇到了一个可爱而又坚强的小女孩王定君。在地震发生时,小女孩失去了亲爱的妈妈。刘世清认养其为女儿,为其购买学习用品和衣服,资助 2000 元,并制订了"一帮一"助学扶持计划,多次开展帮扶活动。

这样的例子还有很多。别人经常不解地问她:"这样忘我工作,太辛苦,何必呢!"她说:"这是我的工作,每当我望着墙上满满的锦旗,想着病人高兴出院,太有意义,再苦再累也都值得。"

护理在有些人看来是不体面的工作,是医院里最吃力不讨好的工作,也就形成了现在流行的一句话,"医生动嘴,护士跑腿"。其实不然,护理看似非常简单,在医院里是最不受重视的工作,但其实是患者康复中最重要的一步,伴随患者从进医院到出院,甚至出院后还在跟踪护理,这就是护士被称为白衣天使的真谛。护理工作平凡而琐碎,这就要求我们用心工作,细心做好每一件事。护理工作除了打针、发药,还有很多需要我们注意的,从晨间护理到下班交班完毕结束一天的工作。早晨扫床,一进病房看看门栓是否插好,卫生间及屋内的灯有没有关,微笑着向每一位病人问好;工作中细心发现病号的胡子、指甲长了及时修剪;患者没有家属陪护,多关心一下,很多患者没有家属送饭,护士往往等打完吊瓶后再吃饭,有的会饿着肚子打到下午两三点钟。我们护士主动为患者解决困难,他们就会从心底感谢我们。

1 月 25 日凌晨,某家妇产医院 8 位产妇自然分娩宝宝,3 位产妇做剖宫产,一位失血严重的产妇要抢救……大出血的产妇顺利抢救过来了,宝宝们都顺利娩出了,而一位助产士却累得晕倒在产妇身旁……这是 25 日凌晨发生在医院产科病房的惊险而感人的一幕。

"医生!医生!我妻子要生了!"1 月 25 日凌晨,产科不时传来产妇家属的呼叫声。当晚,6 名临产产妇入院,其中两名产妇一名是瘢痕子宫，一名是尾骨断裂，需要做剖宫产手术，两位值班医生进了手术室。

留在科室的医护人员则一边安抚产妇及家属的情绪，一边做着产程监护，迎接新生命的到来。二线、三线医生来帮忙了，护士长、值班护士长及机动班护士也来帮忙了。这时，一位二十多天前在其他医院做完剖宫产的住院新妈妈出血严重。医护人员为她紧急输血，进行监护和抢救治疗，最后这位妈妈终于渡过了危险期。当天零时至早上8时，产科共接生了11名宝宝。到了25日早晨8点半，产科渐渐恢复平静，此时年轻的助产士小徐却忽然晕倒在地。一旁的护士见状急忙进行抢救，产科主任杨幼林等也赶过来，评估她可能是由于长时间紧张工作，低血糖才晕倒的，于是给她喂了糖水才好。

"病人无医，将陷于无望；病人无护，将陷于无助。"护士是一个崇高的职业，然而做一个好护士却不是那么简单。要不愧白衣天使的称号，每个医务工作者都要以病人为中心，无私奉献。但当前社会中，部分医疗卫生机构重医疗、轻护理，随意减少护士人数，使得医护比例严重失调。特别是有些医院认为护士不能为医院带来较大的经济效益，因此对护士队伍建设和护理工作发展没有纳入医院整体发展规划中。由于病房护士少，病人需要的生活照顾不能满足，基础护理工作不到位，护士的合法权益缺乏法律保障。护理职业缺乏足够的吸引力，护士队伍不能满足人民群众对护理服务的需求。特别是部分医疗机构存在着正式编制人员和编外聘用合同制人员的双轨管理，为降低护士人力成本，大量减少正式编制的护士，增加编外聘用的合同制护士。一些医疗机构聘用的合同制护士不享有参加继续教育、职称晋升的权利，不享有国家规定的节假日待遇。这些问题不仅侵犯了护士的劳动权益，而且严重影响了护士队伍的稳定，不利于护理专业的发展，不利于对病人提供优质的护理服务。

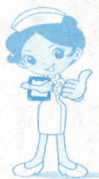

3

向南丁格尔学习：用爱诠释护士精神

听过这样一个故事：上帝刚刚创造了人类后，由于大地贫瘠，人们缺衣少食，时常遭受病魔的痛苦折磨。于是，上帝派来了最优秀、最善良的天使去照顾病人，帮助他们解除痛苦。从此，有了天使的守护，人类得以健康安宁，代代繁衍，过着无忧无虑的快乐生活。天使——一个多么圣洁的名字，其实，我们广大护士不正是这样的人吗？他们用自己的爱心忠诚地护卫着人们的健康，被亲切地称为"白衣天使"。在历史上，最著名的"白衣天使"当属弗洛伦斯·南丁格尔。

英国护士弗洛伦斯·南丁格尔幼年时就怀有一颗仁慈而美好的心灵，鄙弃养尊处优和无聊的社交生活，不顾父母的坚决反对，毅然于1850年离家去普鲁士学习护理，接受短期的医护训练，1853年受聘担任伦敦患病妇女护理会的监督职。1854年至1856年，英、法、土耳其联军与沙皇俄国在克里米亚交战，英国战地医院管理不善，条件极差，又没有护士护理伤病员，士兵死亡率高达50％以上。南丁格尔得此消息后，立即率领38名护士抵达前线，在四所战地医院里进行服务。当时，前线药品缺乏，水源不足，卫生极差，但她竭力排除种种困难，为伤病员解决必需用品和食品，组织士兵家属协同工作，增加他们的营养，从而使战地医院面貌改观。在短短的半年时间里，就使伤病员的死亡率下降到2.2％，她的功绩顿时传播四海。

1912年，为纪念南丁格尔对护理事业发展的业绩，国际护士理事会倡议以南丁格尔的生日——5月12日，作为世界各国医院和护士学校纪念南丁格尔举行各种活动的日子，称为"国际护士节"。

南丁格尔说过这样一句话："护士其实是没有翅膀的天使，是真善美的化身。"她还赞誉道："护理是一门艺术——从事这门艺术要有极大的心理准备。"这既是对我们护士最大的赞誉，也是对我们最高的要求。

很多人都认为做护士很简单，打打针、发发药，谁都可以去做，但当前的临床现实告诉我们，仅仅掌握熟练的护理技术及专业知识，对于病人来说是远远不够的，他们更需要我们护士能有耐心、细心、爱心、高度的责任心及较高的综合素质，所以做一名护士的确是不容易的，特别是一名好的护士。过去"护理学之母"南丁格尔用责任和爱心在战场上创造了生命的奇迹，在和平年代我们同样要用责任和爱心去诠释护士的职业精神。

2003年，京城非典肆虐。第二炮兵总医院接到上级命令后，马上成立发热门诊。在非典这一从未见过的传染病面前，不少人产生了恐惧心理。派谁去发热门诊工作，成为院领导的一件挠头事。关键时刻，口腔科护士长李淑君第一个站了出来："让我去吧！我上过战场，参加过98抗洪，有一线护理经验。"随后，李淑君带领8名护士，走进了发热门诊的隔离病区。为了降低其他护士的感染率，李淑君把清理病人的污物、抽血、打扫病区卫生等险活、脏活全揽了下来。一次，一名发热病人大小便失禁，拉了一床。当班护士正准备清理，李淑君一把将她拉开："这种危险的活，以后你们不准动手，由我来完成！"李淑君在为这名患者清理污物时，患者又突发呕吐，喷了她一身。患者感到非常难为情，李淑君却一边安慰病人，一边微笑着坚持把活干完。

曾在1998年，长江遭受特大洪灾，二炮总医院接到命令，要在3小时内组建医疗小分队，开赴抗洪前线，李淑君就是第一个站出来报名的。当时,她的孩子还不满 3 岁,丈夫经常出差,年老多病的公公、婆婆刚刚来京治病。领导犹豫,李淑君不犹豫。她的坚定使她终于成为 7 人医疗小组成员中的一员,上了抗洪一线。

李淑君就这样用爱和奉献,诠释着南丁格尔精神。陕西男孩张玉兵,因患先天性青光眼,双目失明 12 年,于 2002 年 6 月 10 日慕名来二炮总医院求医。在黑暗中生活了 12 年的张玉兵,身心受到了很大伤害,连自己的父母都不愿搭理。为了开启孩子的心灵之门,医生护士想了很多办法,都没有效果。李淑君看在眼里,痛在心上:"对这样的患者,既要护身,更要护心。"一天,李淑君从儿子玩玩具的神态中受到启发:能不能通过玩具打开孩子自闭的心灵呢?李淑君从家里拿来变形金刚、回力小汽车等玩具,一有空,就教小玉兵玩。经过一段时间的"爱心疗法",小玉兵的脸上渐渐有了笑容,终于说出:"谢谢阿姨"!

2003 年 5 月的一天,二炮总医院发热门诊接诊了一位患有肝癌的发热病人。病人的子女把他送来后,说了句让人心寒的话:"他什么时候死了,你们通知一声就行了。"病人入院一个星期,家属连个问候电话都没有,令老人十分伤心。尽管如此,老人还是非常想回家看看。李淑君知道后,连忙安慰老人说:"不是你的子女不管你,而是上级有规定,你现在不能回家,你的子女也不能来看你。"同时,李淑君又打电话,对这名老人的子女进行批评教育,并劝说他们买些东西来安慰老人。第二天,当李淑君把转进来的营养品和鲜花送到老人病床前时,老人幸福地笑了。

爱心服务其实是护士最基本的工作准则!做一个"天使"也是很容易的,只要心中有爱,改变一个人很容易,有时只需一句鼓励的话,一个动人的微笑。在医院里,患者是来看病的,只要我们的医务人员拿出爱心来为患者服务，患者的心情就会很快变得非常好，不会受病情的太大影响。心情好，病情自然会好得快。白衣天使是纯洁无瑕的象征，我们的医务工作者要拿出纯洁的爱心去抚慰患者受伤的心灵。

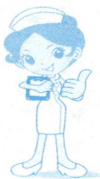

4

一视同仁，平等对待每一位患者

对待病人要做到尊重病人、一视同仁。这是好护士必须遵守的职业准则。每个病人都有独立的人格，都有被尊重的需要，这要求护理工作中护士充分尊重病人的生命及其价值，人格和权利，平等对待每一位病人，不应根据自己的需求、价值取向、审美偏好等有选择地对待病人。对护士这个高尚圣洁的职业而言，病人只有病情不同，不能有贵贱之分、亲疏之别。

某医院收治了一名年轻女性患者小美（化名），入院时她呈浅昏迷状态，呼吸浅慢，血压下降，血氧饱和度低下，入院后予紧急气管插管接呼吸机辅助通气、双管静脉通道快速静脉给药、床边多功能心电监护。护士经过三天精密的气管插管护理、输液护理、尿管护理、胃管鼻饲护理、翻身拍背防压疮护理后患者病情明显好转，予排除气管插管，排除胃管。虽然患者还不能言语，但能点头及用眼神示意交流，而患者醒来的第一反应是，情绪异常激动，流泪，面带痛苦的表情，身体不停挣扎，甩头，拒绝治疗和护理，拒绝进食进饮，拒绝见家人，护士想尽很多办法安抚，都无济于事。

联系其家属和警察后得知，小美是一名失足女人，家有一个不到 2 岁大的孩子，昏迷前从事非法不正当行业。于是护士长带队为患者打开患者的心理之门，给予分析讲解不配合治疗护理对疾病的危害，不进食对身体的危害，哭闹对隔壁病床的影响，讲解放弃生命对家庭特别是对幼小孩子的伤害，并引导她珍爱生命，鼓励她正面对待已发生的事，给予她正能量，让她重拾做人的信心。经过护士们苦口婆心地劝导和引领，患者情绪终于逐渐恢复了平静，慢慢可开口讲话，也愿意与医护人员沟通，并能积极配合治疗护理。

患者病情好转时，她流泪对护士长说："谢谢你、谢谢你们的团队给了我活着的勇气，给了我第二次生命！谢谢！"

对病人一视同仁是护士的职业本分。所谓一视同仁，就是护士从语言到行为都要从尊重病人的需求出发，绝不以貌取人、以衣取人、以地位取人。不可对官热、对民冷，对上热、对下冷，对富热、对贫冷等，制造人为的不平等。北京大学口腔医学院的老院长张震康教授说过："我们做医务工作者的对患者应该一视同仁。我给中央领导看病，也为老百姓看病。我要求自己对待他们一样负责，一样认真。我常把这些讲给我们的年轻医务工作者听，让他们都能成为这样高贵的人。"医者仁心，面对患者，就应当贵贱无别，贫富同一，这是最基本的职业道德，也是对患者最根本的尊重，对生命最基本的尊重——生命何曾有贵贱之分，贫富之别？任何生命都同样珍贵。

当电影《飞越疯人院》里酋长从不讲话到讲话，当主人公带着一群精神病人集体出逃时，精神科护士长夏志春的脑海里浮现的历历往事，是 16 年来与病人朝夕相处的故事。看完电影，合上电脑。他决定第二天到医院征询一下病人，最近又有什么需要改进的地方？

这个冷静中透着温柔的男人，用平静的语气向记者介绍了一个精神科男护士必备的基本功：要扛得住打，哄得了人。然后赧颜一笑，说："干我们这一行，其实挺吃香的，很好找女朋友……你懂的。"

从重庆中医药大学毕业后，21 岁的夏志春就来到广州精神病医院从事护士工作，迄今已 16 年。从第一线的护士，到如今成为护士长，大家对他的称呼也从"小夏"变成"春哥"。一米七几的身高，偏瘦，戴无框眼镜，看起来斯斯文文。这是"春哥"给人的第一印象。记者跟随他走进住院区，走在病房的通道，夏志春微笑着跟一些病人打招呼。看起来，精神病医院与普通医院没有太大的区别，病房连着活动室，有些病人在聊天。除了有些人对夏志春的招呼不理不睬，大部分人看不出太多异常。

"精神病人只是比正常人多一点问题的普通人，他们中也有很多是高文化、高素质的，在病态之外，还有某些方面的才华。"夏志春回头对记者解释说。一天的工作，时间大多用于巡视病房。特别是夜班，从凌晨 12 点到早上 8 点，每半小时要巡视一次，看病人睡得好不好。

"有些人睡不着觉，晚上就兴奋，大吵大闹，可能是环境因素，也可能是心理因素，要尽量帮他们解决，陪他们聊天，甚至哄他们睡觉，睡得好对他们的病情有缓解。"

"他们是有感情的，护士对他们怎么样，他们能感受得到。"夏志春说，"做一个好的精神科护士，最重要是和病人的沟通。坚持每天和他们打招呼、微笑，病人会信任你，配合治疗工作。"

"不过也有些病人，和他怎样沟通他都不理会。对他微笑，他认为是有所企图。还有些人不喜欢讲话，你和他讲话他会觉得烦躁。"因此，每个病人有什么特点他都要清楚，才有利于对他们的治疗。

病患平等,一视同仁,是高尚医德的具体表现。患者也需要平等,需要尊重,需要公正,所以医务工作者对病人应该公平对待,不分性别、年龄、肤色、种族、身体状况、经济状况或地位高低,一视同仁,绝不歧视。作为一名医务工作者,要全心全意,设身处地地为病人考虑,根据病人的病情、家庭经济条件,以及病人的文化背景、个人经历等,制定一个非常适合他的治疗方案,而不应该将其与种种收入扯上瓜葛。如此一来,方能保证治疗方案的公正性、客观性。医务工作者与病人的差别在于职业的不同,而不是人格的贵贱,因而,尊重、善待每一位病人是护士义不容辞的义务,是我们职业忠诚守信的本分。护士要把自己摆在病人的位置,把自己摆在病人亲属的位置,同情病人的痛苦,宽容病人的过失,对病人一视同仁。

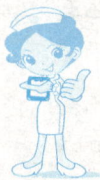

5

守住护士的道德底线——良知

在工作中,护士一定要坚守住自身的良知与道德底线,从自觉遵守各种规章制度做起,从小事做起。时刻用良知与道德的底线来检验自己,才能成为一名优秀护士。护士有良知,讲良心,这是道德修养的体现。每个时代都有很多有很高道德品质的榜样,他们以道德高尚、品格完美成为圣贤。随着社会的发展,价值追求开始转变,每个人都有自己的人生目标和价值追求,但任何人,到任何时候,都必须立足道德底线,然后才能追求自己的生活理想。如果人生的追求冲破了道德底线的制约,他必将会被社会所不耻。

小曾是刚满 20 岁的打工仔,前两天夜晚,他在饭店洗盘子,右手不慎被割伤,被工友送到一家医院,很快接受缝针手术。工友交费时,发现需 1830 元,身上钱不够,希望先付 1000 元,剩余第二天补上,遭拒绝。此时小曾手术已完成,手缝了针打了石膏。但护士坚称:"要么交钱,要么拆线!"接着,医生将石膏和线拆除,且未使用麻药,不顾小曾疼得咬牙咧嘴。

面对这样的情境,谁会觉得这样的护士是"天使"?像这样的护士,首先应接受道德审判。一个人要不成为奴隶,首先就是做自己的主人,对自己的行为与精神拥有独立自主的权利。所以,不要总是以接受"命令"为理由,来掩蔽一些护士自身那种平庸的恶习。"天使"与"魔鬼"的最大区别,也就在于本心是否善良。

最近,"最美护士"张桂婷路遇重伤男子,毅然施援的感人事迹在普宁大地广为流传。

3 月 5 日晚,在燎原镇金味天桥附近,一名青年男子小陈(化名)遇上歹徒,被砍成重伤后,在路边拦车没人搭理,生命危在旦夕。正在这时,普宁市人民医院重症监护室护士张桂婷途经该地,立刻上前救助,并开摩托车把受重伤的小陈送往医院,让小陈得到及时医治。

据了解,当天晚上,张桂婷骑着摩托车从大坝镇家里出发前往医院上夜班。晚上 9 时许途经燎原金味天桥时,在路边看到青年男子小陈头部和肩膀等部位流血不止,当即扶小陈上车送往医院。在前往医院的路上,张桂婷一边开着摩托车,一边跟失血过多的小陈聊天,鼓励他挺住。据医生介绍,当时小陈被送往医院时,满脸鲜血,已经认不清样子了。经过医护人员的及时抢救和一个星期来的悉心照料,小陈已经康复出院。

对于这一"救死扶伤"事迹,张桂婷说,当时并没有考虑那么多,唯一的想法就是赶紧送往医院争取时间对其救治。

忠诚于自己的内心和良知的人往往意念诚实,不会自己欺骗自己。在纷繁世事中能否守住道德底线,主要看一个人是否能够知荣辱、辨善恶、明得失。通俗地说,就是告诉人们哪些是应该做的,哪些是不该做的,哪些是绝对不能做的。古人说:"勿以恶小而为之,勿以善小而不为。""积善成德,而神明自得。"对于芸芸众生,创造辉煌,走向伟大也许不是容易的事情,但是明白善恶,保存良知,这样的底线应该是能守住的。

2013 年 8 月 29 日,在空军总医院的骨髓移植中心,北京佑安医院护士王洪伟开始接受 4 小时的造血干细胞采集。她的造血干细胞将用于一位山东的白血病小患者的救治。王宏伟也成为了北京市第 161 位造血干细胞捐献者。

捐献当天,北京市红十字会和丰台区红十字会的领导,还有北京佑安医院党委书记李玉梅和同事以及她的家人来到医院为她加油打气,并为她送上了慰问金和美好的祝福。

王洪伟是首都医科大学附属北京佑安医院家庭医学中心的一名护士,是一名共产党员,今年 39 岁,常年坚守在传染病防治第一线,有 19 年的护理经验。2006 年 10 月 21 日,在北京佑安医院组织的一次捐献造血干细胞志愿者活动中成为一名造血干细胞捐献志愿者。2013 年 8 月初,她接到中华骨髓库北京分库的电话,说与一名白血病患者初步配型成功。王洪伟同志当即答应进行高分辨检测,幸运的是检测成功。此后,又通过了全面的体格检查,在佑安医院党委和家人的大力支持下,于 8 月 29 日顺利实施了造血干细胞捐献。造血干细胞采集的前 5 天,每天进行皮下注射动员剂,第 6 天才开始采集造血干细胞。在采集现场,山东某医院的医务人员带来了受捐者的小礼物和一封发自肺腑的感谢信,感谢北京的阿姨给了她第二次生命。王洪伟把医院给她的慰问金 5000 元也同时捐给了受捐者,并祝愿这名不知名的小姑娘早日康复。时至中午,186 毫升的造血干细胞被成功分离至采血袋中,这袋还有余温的造血干细胞将去点燃另一个生命。采集完毕,整个病房响起掌声,骨髓移植中心的医生护士,还有北京佑安医院的领导、同事和王宏伟的亲人朋友,祝贺她成为北京第 161 位造血干细胞志愿捐献者。

医德是衡量医务工作者的一把尺子。通过它可以量出医务工作者的思想品德,量出医务工作者对待事业的态度和对待患者的情感。一个为百姓着想,全心全意为人民服务的好护士,表现在对患者高度负责的崇高品德上。具备这样品质的医务工作者,才是深受广大人民欢迎的白衣天使。唐代的孙思邈曾在《千金方》中说:"若有疾厄来求救者,不得问其贵贱贫富,长幼妍媸,怨亲善友,华夷愚智,普同一等,皆如至亲至想。"现代医德楷模林巧稚也说:"我是一个大夫,大夫有大夫的道德! 我看了 40 多年的病了,哪个人应当收留住院,哪个人不应当收留住院,要看她的病情,不管她是谁。"由此可见,真正的行医者不但在技术上要精湛,重要的是他们在思想上更要具有良好的医德。作为一个护士,我们必须清楚地意识到,不管社会如何发展,医疗条件如何发达,医德,永远是每个医务工作者必须具备的起码道德!

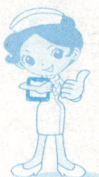

6

珍惜护士的人格和名誉

　　人格通常指一个人的道德品质,因为道德品质最能体现一个的本质。护士要尊重自己的人格,珍惜自己的名誉。孟子曰:"人有不为也,而后可以有为。"前贤的话告诉我们,做人要有原则,爱惜自己的名誉和操守,知道能做什么,不能做什么。因此,坚守职业道德对于一个真正珍惜名誉的人来说,是一扇应该永远坚守的门。

　　渴望获得美名是每个人的心愿。那么怎样才能获得美好的名誉呢?俄国诗人普希金说得好:"爱惜衣裳要从新的开始,爱惜名誉要从小的时候开始。"要想有好的名誉,就要从现在做起,珍惜来之不易的名誉,时时检点自己的言行,纯洁自己的心灵,用自己的道德品行去维护,让你的名誉之树长青。要使自己的名誉不受损害,就要用自己的尊严来维护它。自觉地用道德规范去约束自己,不做有损自己名声的事;指导自己,在诱惑面前不动心;维护自己的尊严,做一个大写的人,才能保持名誉的圣洁。

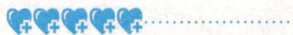

　　早在 2400 年前,西方医学之父希波克拉底对医神发下誓言,这段誓言最初是希波克拉底个人的道德自律准则;在希波克拉底领导科斯岛上一所医学学校之后,它成了该校的校训;随着希波克拉底影响的扩大,那段誓词成为数百年一直被医务工作者遵守的道德自律原则,且它远远不只限于科斯岛上,它超出了希腊,扩散到罗马,一直到今天的全世界。

　　医神阿波罗、埃斯克雷彼斯及天地诸神作证,我——希波克拉底发誓:

我愿以自身判断力所及，遵守这一誓约。凡教给我医术的人，我应像尊敬自己的父母一样，尊敬他。作为终身尊重的对象及朋友，授给我医术的恩师一旦发生危急情况，我一定接济他。把恩师的儿女当成我希波克拉底的兄弟姐妹；如果恩师的儿女愿意从医，我一定无条件地传授，更不收取任何费用。对于我所拥有的医术，无论是能以口头表达的还是可书写的，都要传授给我的儿女，传授给恩师的儿女和发誓遵守本誓言的学生。除此三种情况外，不再传给别人。

我愿在我的判断力所及的范围内，尽我的能力，遵守为病人谋利益的道德原则，并杜绝一切堕落及害人的行为。我不得将有害的药品给予他人，也不指导他人服用有害药品，更不答应他人使用有害药物的请求，尤其不施行给妇女坠胎的手术。我志愿以纯洁与神圣的精神终身行医。因我没有治疗结石病的专长，不宜承担此项手术，有需要治疗的，我就将他（她）介绍给治疗结石病的专家。

无论到了什么地方，也无论需诊治的病人是男是女、是自由民是奴婢，对他们我一视同仁，为他们谋幸福是我唯一的目的。我要检点自己的行为举止，不做各种害人的劣行，尤其不做诱奸女病人或病人眷属的缺德事。在治病过程中，凡我所见所闻，不论与行医业务有否直接关系，凡我认为要保密的事项坚决不予泄露。

我遵守以上誓言，目的在于让医神阿波罗、埃斯克雷彼斯及天地诸神赐给我生命与医术上的无上光荣。一旦我违背了自己的誓言，请求天地诸神给我最严厉的惩罚！

西方医学之父、人类医学史上最伟大的人物、古希腊医学黄金时代的缔造者——希波克拉底发誓时是无限虔诚的，对神灵充满着崇拜和敬畏，他请求神让自己的生命与医术能得以无上光荣，甘愿违誓遭到"天地鬼神共殛之"。在他的心里,神灵是无所不在,无所不能的,他不敢越誓言半步。希波克拉底这个誓言的影响力,远远超出了医学范围,成为人类历史长河中的一颗璀璨的明珠、一支不灭的火炬。

因此,我们每一个护士也要牢记自己的希波克拉底誓词,珍惜护士的人格和名誉。

首先,要加强自身修养,要知羞明耻,保持心灵美。古人云:"士清其心源,而后可以修身而致用。"孟子云:"君子之守,修其身而天下平。"名誉是用道德与修养炼成的,要知道缺少道德的名誉是保持不住的。"贪婪是万恶之源"。面对不属于自己的钱、物,要自觉保持清醒的头脑,时时用"非淡泊无以明志,非宁静无以致远"来勉励自己,同时使自己的言行与自己的身份相符。"勿以恶小而为之,勿以善小而不为"。只要贪欲的口子一打开,那么必然像江河决堤,一发不可收。学会舍弃贪欲,不与他人攀比,不要成为金钱的奴隶。

其次,要恪守道德情操,有远大的理想和目标,保持自己的人格美。当名誉的桂冠降临你的头上,切不可自以为是,名誉越高,越要坚守做人的基本准则和工作的职业道德。只有具有高尚道德操守的人,才可能拥有纯洁美好的名誉。反之,若以为自己手中拥有了权力,便失去做人的原则,面对诱惑不加拒绝,意志薄弱,那么在你满足欲望的同时将会失去名誉。在追求高尚情操的过程中,不要放弃追求理想的执着,不受任何的诱惑引诱,相信你不屈不挠的精神一定会使自己拥有美好的情操。

总之,护士的好名声不是天上掉下来的,它是在日常的各种锻炼中积累起来的,正如玉石越磨越亮,黄金越炼越纯一样,请让我们一起努力吧!

第二章
爱岗敬业,忠于职守:认真履行护士的岗位职责

"救死扶伤"是护士的天职,是护士的光荣使命。工作中,护士的责任就是对病人负责,保证病人的安全。严格遵守护理要求,勇于承担责任,是每一位好护士迈向成功的第一步。

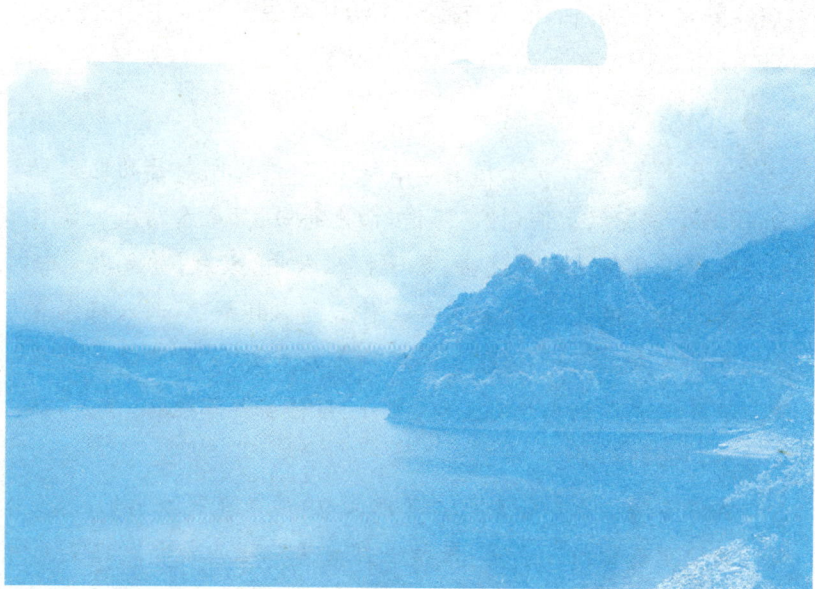

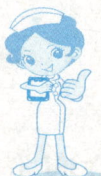

1

救死扶伤,做好急救护理

护士是生命的守护神,救死扶伤责任重于泰山。护士是以挽救病人生命、促进病人康复、提高生命质量为目的。随着现代医学的发展和社会需求的增加,急诊医学的发展显得越来越重要。急救护理主要包括:院前救护、院内急诊救护、重症监护治疗三个部分。提高快速反应和应急处理能力,建立健全应急机制,最大程度地预防和减少突发卫生事件的发生及其造成的损害是护士的职责。

一天下午,分诊护士张梅正准备下班,看见刚打开的电梯里面,一名小孩突然晕倒,神志不清,面色苍白,其家人马上慌乱起来。张护士见状立刻跑过去,给予按压人中、吸氧,并立即电话通知急诊科。很快,急诊科医务工作者闻讯赶来了,两人将患者扶上急救车床。张护士与急诊科护士及时地缓解了病人的病情。不久便发现该患儿有发烧、呕吐、精神萎靡等症状,于是,病人被当即诊断为肺炎。

责任心强的张护士对此并不敢大意,后来在照顾患儿时,发现他的便里有血丝。于是,张护士怀疑患儿很可能得的不是肺炎,便对随行的医务工作者说道:"注意一下,可能是肠套叠。"随后,在场的几位护士、医务工作者给患儿做了腹部B超、x光检查，结果证明，患儿真的是肠套叠。确诊后，张护士立即打电话通知外科医务工作者，在没有手术的情况下，采用空气灌肠的方式，将患儿治愈。

"救死扶伤"是护士的天职，是护士的光荣使命。张护士说："每当下班时，我都会看看周围环境，防止在医务人员下班后，患者出现意外。"这就是一个白衣天使的高度责任心，她正是将这种不计较个人得失的责任心转化为实际的行动，才使患者转危为安。医者仁心，以博爱之心对待患者，为患者排忧解难，急病人之所急，想病人之所想，全心全意为病人服务，是护士的大爱，也是救死扶伤的本分。在医患紧张，暴力冲突频发的今天，以病人为中心、崇尚患者至上的护士，依然是人们尊敬和景仰的医务工作者，依然是人们心中最美的天使。

护士人员应以救死扶伤、防病治病为己任，千方百计为病人解除病痛。责任体现着一个人存在的价值。我们的家庭需要责任，因为责任让家庭更充满爱。我们的社会需要责任，因为责任能够让社会平安、稳健地发展。我们的企业需要责任，因为责任让企业更有凝聚力、战斗力和竞争力。无论你所做的是什么样的工作，只要你能认真勇敢地担负起责任，你所做的就是有价值的，你就会获得尊重和敬意。一名护士承担的责任越多越大，证明他的价值就越大。所以，应该为你所承担的一切感到自豪。想证明自己最好的方式就是去承担责任，如果你能担当起来，那么祝贺你，因为你不仅向自己证明了自己存在的价值，你还向社会证明了你的价值。

下午 4 时许，绕城高速成彭出口处，两辆川 A 牌照大货车发生严重追尾，后车驾驶室完全变形，困住了车上 3 名男子。接到求助后，郫县中西医结合医院的 120 急救人员火速赶到高速路，发现一名乘客腿部疑似骨折，表情痛苦。为了不延误病情，年轻女护士王凤干脆爬过破碎的挡风玻璃，钻进驾驶室，一直照顾伤者直到消防官兵赶到支援。下午4点50分,成都消防特勤一中队官兵赶到,很快就使用液压钳剪破车身,将男子救出驾驶室,送上救护车。经急救人员现场观察,他的右小腿疑似骨折,而在整个救援过程中,他手背上的吊瓶一直被王凤高高举起。

生命是神圣的,且是无法逆转的。护士的天职是救死扶伤,其神圣的职业赋予了护士对生命负责,维护每个人只有一次生命的使命!王凤如同一面镜子,给了我们答案。救死扶伤,尊重生命是医务工作者的第一职责。可以说,一个重视生命的人,必定闪耀着伟大的精神光芒,其必定有一颗悲悯苍生的心。

在工作中,护士的急诊抢救以生命为重,危重病人就诊后,应迅速展开绿色通道,在第一时间内进行各项急救措施,做到稳中求快,忙而不乱,以抢救生命争取时间为第一任务。同时,随时做好沟通,安慰突患急症的病人及其家属,急诊护士应一边实施抢救,一边与病人进行沟通,了解他们的需求,以精湛的急救技术和良好的沟通技巧赢得病人及其家属的信任。同时,在需行暴露性操作时,注意保护病人的隐私,给予解释、安慰和遮挡。在危重病人需住院时,护士应提前通知病区护士,再次测量生命体征,检查各种生命通道是否通畅,为病人保暖,带好必要的急救仪器和药品,将病人迅速安全护送入病房,与病区护士认真做好病情交接工作。抢救结束后,及时补充急救药品、整理仪器,使其时刻处于备用状态,随时保证绿色生命通道的顺利通畅。

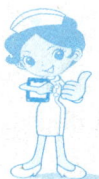

2

尽职尽责，严格遵守护理要求

面对一个个鲜活的生命，护士的责任就是对病人负责，保证病人的安全。严格遵守护理要求，勇于承担责任，是每一位护士迈向成功的第一准则。尽职尽责既不是一个承担压力的痛苦过程，也不是一项非做不可的苦差事，它是一种源自内心的高度自觉。对于一个责任感强的护士来说，责任已经成为他们生活态度的一部分。无论在什么时候、什么场合，他们都不会忘掉自己心中的责任感。责任是忘我的坚守，责任是人性的升华。责任可以让我们护士在成功时保持冷静，可以让我们护士在绝望时继续坚持。因为只有强烈的责任才能产生持久而强大的工作热情，让我们护士在工作的道路上一直前行。

最后一次清点完所有的手术器械、物料，是下午 5 点，55 岁的王凤华脱下绿色的手术护士服，默默地走出普爱医院手术室。从此，她正式退休。在手术室出口，同事推着物料车经过，跟她打招呼："王老师，常来看看我们啊。"泪水忍不住地在眼眶里打转，离开这个岗位，离开这群伙伴，王凤华有些舍不得。但令她有一丝满足的是，在武汉普爱医院，没有比她干得更久的手术护士，她在手术室整整干了 35 年。

说来令人难以置信，35 年间，王凤华做得最多的一件事就是在手术室清点手术器械、物料。这项看似不起眼的工作，她却做得十分精细，因为"一块纱布都不能少，一个器械都不能错，否则，就可能酿成大错"。

2003年，一台剖宫产手术即将结束，医生正准备缝合刀口，王凤华和另一个护士清点器械物料时，却发现少了一块止血纱布！主刀医生查找无果，反问王凤华："你是不是一开始就数错了？"王凤华的回答斩钉截铁："绝对没错，一定是少了一块！"在王凤华的坚持下，数名医生一起寻找，终于在产妇腹腔一个狭小的角落里，找到了那块纱布。

还有一次，术后清点锐器盒，发现少了一根缝合针，王凤华急得跳脚。当值医生、护士被逼得趴在地上找，终于在手术台下找到了这根针。后来，跟王凤华合作的医生们养成了一个习惯，每次用完缝针、刀片，都会特地举到她眼前示意一下，再放回锐器盒。

在王凤华看来，手术无小事，医生做手术精神紧张，很辛苦，护士就要做好器械的把关工作，特别是开腹手术，连小小的棉球都要点清楚。她告诉年轻的同行们，反复数器械虽然麻烦，但能保证患者安全，自己晚上睡觉也安稳。

护士王凤华有着高度的责任心，为的是对自己的工作负责，为病人的生命安全负责。责任就是安全的最后一道保险，强烈的责任心能保证生产安全。没有了责任意识，一切原则、制度只能成为摆设，所有基础工作只会流于形式，任何细小的安全隐患都有随时"发作"的机会。因此，护士工作意味着责任。责任是对自己所负使命的忠诚和信守，责任是对自己工作出色地完成。在这个世界上，我们每一个人都有责任。责任伴随着我们生命的始终。从我们来到人世间，到我们离开这个世界，我们每时每刻都要履行自己的责任：对家庭的责任、对工作的责任、对社会的责任、对生命的责任。这些责任是每个人推脱不掉的。责任是一种担当，一种约束，一种动力，一种魅力。负责是每个人应有的品质。在这个世界上，没有不需要承担责任的工作。相反，你的职位越高、权力越大，你肩负的责任就越重。只要是你的责任，你就要勇敢地承担。面对你的职业、你的工作岗位，请你记住，这就是你的工作，你要为自己的工作负责。

报载，匈牙利有一个护士叫福卢迪，由于她平时喜欢穿着黑色的衣服，并留着一头黑色长发，她的同事都叫她"黑衣天使"。2000年5月到2001年2月之间，只要一轮到她值夜班时，夜间死亡的人数就有所增加，由于死者都是年老体衰或患有绝症的病人，随时有死亡的危险，所以刚开始并没有引起医方的重视。不过，由于后来死亡发生得太过频繁，经医院调查，一些死者并非自然死亡，而是被人注射了大量的镇静剂或其他药物，并且很快发现这些患者都死于福卢迪当班时。警察在对她取证时，她承认自己杀死了40名重症患者，还为自己辩护说，这样是出于同情和怜悯那些重症病人，是为了帮助他们解除痛苦。她的行为严重违反了护士的职责，等待她的必然是法律的严惩。

护理职业的根本职责，就是促进健康，预防疾病，恢复健康与减轻痛苦。因此，护理本身就是一种助人幸福的"善"行为，"善"是护理职业最深层次的本质所在。如果在护理职业行为过程中，护士没有尽其职责和义务，就是错误的。作为一名护士，我们面对的是生命，病人把最宝贵的生命托付给我们，我们应意识到这沉甸甸的分量和治病救人这一职业的崇高神圣。医院是"生命修复工厂"、是"健康修复工厂"，医师是"生命工程师"，对病人的生命、健康要负绝对的责任。工厂出了赝品可以降价出售，出了废品可以丢弃，但医务工作者出了医疗事故，病人可以降价废弃吗？绝对不行，因为人命关天！在这里，每一名护士都来不得半点马虎大意，生死一线就在我们的掌控中。所以对于每一名护士而言，高度的责任心是必不可少的。责任心体现敬业精神，所以我们护士必须要认清自己的责任，尽职尽责，用心去做事。

好护士的责任心在哪里呢？在他们的心里，更在患者的心里。护士的职业性质就是治病救人，这就要求他们有一颗责任心。唯有责任心在护士心中生根,才能给患者带来福音。对每一名护士来说,他一生会面对无数的病人;但对一名病人而言,这个一生就是他的唯一。护士一定要有高度的责任心,严格遵守护理要求,对每一名病人负责。

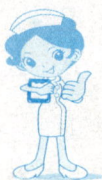

3

认真细致,按标准填写护理记录

护理记录是整体护理工作的精髓,最能体现护理工作质量及护理工作的价值,必须认真记录。我国法律规定,护理记录书写要客观、真实、可靠、准确、及时、完整,体现以患者为中心。使用碳素或蓝黑色水笔书写,病情描述确切、简要,动态反映病情变化,重点突出,运用医学术语。字迹清晰、端正、无错别字,不得用刮、粘、涂等方法掩盖或去除原字迹。体温单绘制清晰,不间断、无漏项。执行医嘱时间准确,双人签名。医院护理文件书写规范,病历统一归档。

护理记录是护士在进行医疗护理活动过程中对患者生命体征的反映、各项医疗措施落实情况的具体体现及其结果的记录。但是,长期以来,很多的护理记录的内容不规范,存在很多问题。对此,一名优秀的护士要重视,认真细致地做好这项工作非常有意义,要增强责任心,提高护理质量。

护士在书写护理记录时要注意以下几点:

第一,填写入院评估表。

患者入院后护士通过与患者或其家属交谈询问病史,护理查体和病情观察,阅读门诊病历及检查结果等方式,收集与患者疾病相关的资料。

这些资料主要包括:

①患者的一般情况,如姓名、性别、年龄、职业、民族、婚姻、文化程度、入院时间、入院方式。

②入院诊断,收集资料时间。

③护理查体,如体温、脉搏、呼吸、血压、体重、神志、表情、全身营养、皮肤黏膜、四肢活动、过敏史、心理状态。

④生活习惯,如饮食、睡眠、大小便习惯、嗜好。

⑤病史情况,简要叙述发病过程及院外诊疗情况,入院目的。

以上资料要可靠,记录应全面、准确、实事求是,首页应当班完成,即哪一班来的患者,由当班护士完成。

第二,填写护理记录单。

护理记录单是护理病历的核心部分,护理记录过程体现出动态变化,书写过程中要把护理诊断、措施、结果体现到护理病程的记录当中,主要包括以下几点:

①护理记录是护士根据医嘱和病情对患者在住院期间护理过程的客观记录,避免反复多次记录雷同的护理问题,而没有护理措施效果评价。根据病情有针对性地记录患者的自觉症状、情绪、心理、饮食、睡眠、大小便情况以及患者新出现的症状、体征等。针对病情所实施的治疗措施、实施护理措施后的效果及出现的不良反应要认真如实地记录。

②记录实验室检查的阳性结果,以便观察病情,但不要记录属于主观分析的内容。护理操作的内容应记录操作时间,关键步骤;操作中患者的情况,操作者签名。

③临时给药时,应记录药品名称、剂量、服药后患者的反应等。

④强调生命体征为记录重点。如患者有症状时医生未给予处理意见,要嘱"观察","观察"同样也是医嘱,护士要记录医生的全名和医嘱观察的内容。

⑤患者出院当日或前一日,应写明病情、转归情况、需要向患者及其家属要交待的健康问题。

⑥手术患者前一日应记录患者的术前准备,病情有无变化等;手术当日记录要及时,术后前三天每班至少记录一次,病情变化随时记录。出院当天记录手术患者的术后伤口情况,有无引流管、是否拆线以及需要向患者及其家属交待的健康教育指导内容等。

第三,填写出院指导建议。

出院指导建议于患者出院前一天写好,一式两份(患者带走一份),针对患者不同疾病、心理、治疗护理情况,生活习惯指导包括饮食、休息、用药、复查及有关疾病的预防保健知识和有关注意事项。尽量具体化,不要只写原则性的文字,要因人而异,不能千篇一律模式化。

此外,护士要注意书写格式,首次护理病程记录要写清年、月、日,签全名。护理病历的记录要根据患者病情的需要,不能什么都记,也不能机械地理解为只有当医生下达病危、病重的医嘱时才记。同时,护理记录应与医生的记录互为补充,突出描述生命体征、出入量、体位、管道护理、病情变化及护理措施等。

护理记录,不仅能反应医院医疗护理质量、学术及管理水平,而且为医疗、教学、科研提供宝贵的基础资料,在涉及医疗纠纷时也是重要的举证资料,是判定法律责任的重要依据。目前部分护士随时记录的意识不强,临时性护理记录不全,护士只是机械地按照有关规定记录,对于临时性的病情观察、采取的护理措施及护理效果记录少或漏记。夜班护士出现此现象比较多。对此,我们要提高护士各方面的素质,让护士参加各种形式的学习,提高护理水平,还要求护士在书写护理记录时一定要实事求是,加强法律知识学习,使护士充分认识到护理记录的重要作用。任何一项工作,无论它多么艰难,只要你认真负责,就能够取得成功。世界上没有做不好的工作,只有不负责任的员工。只要我们护士认真去做,以高度的责任感投入其中,任何工作都可以做好。

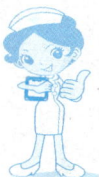

4

尊重患者,保护好每一位患者的隐私

保护病人隐私权是我国卫生法律、法规、规章等始终坚持的原则,体现了对病人隐私权的尊重和对医疗机构及医务人员保护病人这一义务要求的重视。隐私是指病人不愿告人或不便告人的事情。随着法治观念逐渐深入人心,人们的法律意识不断提高。在医疗活动中,患者隐私权的保护日益受到人们的重视。患者隐私权,是指在医疗机构的诊疗过程中,患者享有的对其个人的、与公共利益无关的个人信息、私人活动和私有领域进行支配的一种人格权。它主要包括患者个人信息控制权、患者个人活动自由权、患者私有领域不受侵犯权、患者对其隐私的利用权。好护士应该尊重患者的知情权、选择权和隐私权,维护患者的合法权益,为患者保守医疗秘密。

2003 年 8 月 13 日,梁女士在某医院被诊断为早孕。9 月 2 日上午,在朋友初某陪同下到该院做无痛人工流产手术。手术中,医院组织了八九名医学院的实习生,对手术过程进行了教学观摩。这些实习生进出手术室时,在门口等待的初某就此向值班医生提出质疑,被告知已征得梁女士同意。下午手术结束后,初某问梁女士是否同意过,梁女士说从没有同意过。

梁女士认为,医院的行为违反了社会公德和职业道德,严重侵犯了其隐私权,给自己造成了极大的精神压力。于是向法院起诉,要求医院赔礼道歉,并赔偿医疗费、交通费和精神损害抚慰金等 20 万元。

医院辩称，该院是医学教学医院，教实习医生是该院的工作，法律法规也不禁止实习医生做这样的见习。梁女士到医院就医，就被视为接受了该院的医疗方式，况且她对此并没有异议，还口头同意了。本案是名誉权纠纷，梁女士提到的隐私权法律只是间接地保护。医院对梁女士的检查和治疗是严格保密的，外人无法知晓，所以并没有侵犯原告的名誉权。

法院认为，双方争议焦点集中在以下两点：医院组织教学观摩活动是否经过了患者同意；医院的行为是否侵犯了患者的隐私权。根据患者提供的门诊病历，其中对是否同意教学观摩之事并无记载，而原告在手术中呈睡眠状态，并不能应答。院方虽提交了两位医生证明患者同意观摩的证言，但并没有书面记录，故应认定医院组织教学观摩活动没有取得患者的同意。

关于是否构成侵犯隐私权，法院认为，凡涉及个人生活秘密，公民不愿公开而又无害于社会利益、不违反法律的一切信息均属于隐私的内容。公民的隐私权是否被侵害取决于是否得到公民的同意。妇女的人工流产属于个人秘密，医院将原告的人工流产过程暴露于与手术无关的人员，应当认定为构成对其隐私权的侵犯。虽然医院医学教学活动具有一定的公益性质，但该活动不能以牺牲患者的隐私权为代价。如果医生对患者的隐私可以没有顾忌，患者的隐私权在医院就得不到尊重和保护，这样一来，势必会给患者造成精神上的伤害。因此，法院判决医院赔偿原告梁女士精神损害抚慰金10万元，但驳回医疗费和交通费的诉讼请求。医疗实践中，组织实习学生到医院进行观摩是比较常见的事情，也是非常容易引发医疗纠纷的事件。如果医院在患者挂号前张贴布告告知有学生观摩，并且在其就诊前取得书面签字同意，患者对是否就诊行使了选择权，就很难因此产生医疗纠纷了。

在体贴病人与尊重病人隐私这个问题上,医生和医院缺少的是服务意识和人道的情怀。在临床教学过程中,还延续着以老带新的带教方法和思路,未经病人同意,把病人作为教学上的"活教具",而擅自让学生观摩、教学,尤其是关于病人的个人信息、身体的隐私部位、个人的秘密,这使病人感到是对自身人格、自尊的侵害和伤害,此种情况时有发生。国内已经发生了多起女性病人在进行人流等妇科手术时被观摩而产生的纠纷案件。由于医疗机构和护士对保护患者隐私权的意识不强,重视程度也不高,并且在诊疗过程中凭借其专业知识和专家身份往往在医护关系中又占据强势地位,患者对自身隐私权保护的认知也不够,患者隐私权受到侵害的情况屡屡发生。比如在工作中,个别护士由于法制观念不强,在护理工作中没有注意从细节方面保护病人的隐私,有意或无意地把病人的个人信息传扬出去。如在护士站、走廊、病房等地方随便谈论病人病情、隐私,或有其他人在场的情况下,大声询问病人的私生活情况、生育情况,可能被其他病人或其陪伴听见进行传播。在诊疗护理操作中,需要暴露病人的身体隐私部位的情形经常发生的,如导尿、术前备皮、隐私部位的换药、会阴部擦洗、灌肠、臀部肌肉注射等处置,如果护士没有评估环境和顾及病人的感受,就有可能导致病人隐私的暴露。妇科病人的许多隐私问题,如生长发育史、婚外性行为、婚前性行为、性病病史等在病历资料中都有反映。如果将这些资料随意存放,就有可能被他人翻阅,而导致病人隐私的暴露。

对此,好护士要自觉遵纪守法,加强医德修养,为病人保守医密,实行保护性医疗,不泄露病人隐私。在美国,医生和护士非常注重病人隐私的保护。在第一次建立病历资料后,医生会问病人:"你愿意不愿意提供你的资料给相关单位?"如果病人说不愿意,医生就在电脑上记号。如此,除非是法院,即使是 CIA(中央情报局),没有病人的同意也无法获得这些资料。在美国,检查病人隐私部位时,通常是让病人穿宽松自如的背带式病员服;男医生检查女病人隐私部位,一定要有女护士陪同。实际上,我们的医疗操作常规也有这样的要求。比如医疗机构以及医护人员有依法承担为病人病情、隐私进行保密的法定义务,《护士条例》中规定:护士应当尊重、关心、爱护病人,保护病人的隐私,如有"泄露病人隐私的"要承担相应的法律责任。《母婴保健法》第43条规定:从事母婴保健工作的人员应严格遵守职业道德,为当事人保守秘密。

总之,在医治过程中,护士不仅仅要把病人作为一名"病患"来对待,更要把他们当成一个"人"来对待,尊重他们的人格,保护他们的隐私,保守他们的秘密,才能真正得到病人的理解和尊重。只有患者和护士相互理解、相互尊重,社会才会减少摩擦和内耗,而我们每个人也才能从宽容与和谐的气氛中获益。

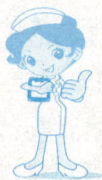

5

全心投入,不要在护理时间办私人事情

在一家医院里,每个护士都有自己的工作岗位,每个工作岗位都含着一份责任。护士工作不仅为自己赚到养家糊口的薪水,还为自己积累了工作经验,护士工作带给你许多远远超过薪水以外的东西。从某种意义上来说,护士工作真正是为了自己,需要你的全心投入。但在现实工作中,总有一些护士,他们或是趁人不注意时偷偷地玩游戏;或是煲与工作无关的电话粥;或是将本来属于自己的工作推托给其他同事。正是因为如此,他们的工作效率总是很低,患者的满意率也不高。这些人并没有意识到自己在为他人工作的同时,也是在为自己工作。

小赵和小李是很要好的朋友,两人毕业后一同进了一家医院并被分到同一个科室里工作。但在对待工作的态度上,两人却明显的不同。小赵在工作中总是有很多个人事情，不是打电话就是请假，而且每当下班的铃声响起，小赵总是第一个换上衣服，冲出病房。而小李总是最后一个离开，他十分仔细地做完自己的工作，并且在病房里走一圈，看到没有问题后才离开。

有一天，小赵约小李一起吃饭，酒过三巡，小李对小赵说："你整天个人事情太多，一下班就走，也不管工作做没做完，让我们感到很难堪。"

"为什么？"小赵有些疑惑不解。

"你让上司认为我们不够努力。"小李说。

小赵感到很惊讶，他说："我按时上下班有什么不对？要知道，我们不过是在为老板工作。"

"是的，我们是在为老板工作，但更是为自己的梦想而工作。"小李回答道。

三年后，小赵为找一份新工作奔波着，而小李以出色的工作成绩成为了医院的一个部门主任。

其实，作为一名护士，你在工作中所抱的态度，使你的工作与周围人的工作区别开来。人本来是有很多潜能的，但是我们往往会为自己或为别人找借口："管它呢，我们已尽力而为了。"事实上，尽力而为是远远不够的，尤其是在这个竞争激烈的年代，每一个护士都要把工作当成自己的事业，全身心地投入态度和精神会让你的思想更开阔，工作更积极。尝试着全身心的投入自己的工作，这是一种工作态度的改变。千万不要当　天和尚撞一天钟。工作松松散散的人，不论在什么领域，都不会取得真正的成功。

在工作中，许多刚刚进入职场的年轻人身上有一个共同的特点，就是在有些时候不能很好地控制住自己，难以分清楚自己的私事与工作，而将一些私事和个人的爱好带到工作之中，完全按着自己的性子行事，这样不仅仅直接影响到工作效果，还会给身边的同事留下一个不好的印象，给自己的职业发展带来阻碍。所以不要让自己的私事影响工作。如果你常在工作期间处理私人事务,老板会感觉你不够忠诚。因为工作时处理私人事务,无疑是在浪费公司的资源和时间。一位老板曾经这样评价一位当着他的面打私人电话的员工:"我想,他经常这样做,否则他怎么连我也不防? 也许他没有意识到这有悖于职业道德。"因此,要想在竞争中脱颖而出,就必须在工作时间不要做与工作无关的事。

梅琳娜是一家医院的护士长,事业前景一片光明。但就在那个秋季的一天下午,她犯了一个无法挽回的错误——擅自离岗半小时,并由此影响了她一生的职业发展走向。

一天下午,梅琳娜实在经不住正如火如荼进行的足球赛的诱惑,处理完所有的事情后,偷偷地离开办公室,找到一个有电视的房间,尽情地欣赏起自己喜爱的球队的精彩表演。半小时后,她带着惬意,匆匆赶回自己的办公室,似乎一切正常。蓦然,她被桌子上的一张纸条惊呆了,上面写道:梅琳娜,既然你那么喜欢足球,我看你还是回家尽情去欣赏好了。上面是她熟悉的签名——医院院长威廉。

原来,就在梅琳娜刚刚离开办公室10分钟时,平时不曾到下面各部门走动的院长,很随意地走进了她的办公室,并在她的办公桌前坐了10分钟,却一直未见她的影子。于是,勃然大怒,毅然辞掉了这位很有潜能的护士长。

失业的梅琳娜后来又辗转应聘了几家医院,但始终未能找到适合自己的位置,收入每况愈下,生活日渐潦倒,长时间失业在家。梅琳娜只能借酒消愁,深深地懊悔当年的那次擅自离岗。

上班时间不做私事,这是对每一位员工最起码的要求。职场上风云万变,上班时间,不要安排处理私事时间,特殊情况须提前向领导请示。如果一个人在办公室里打私人电话、发私人传真或因私事上网,甚至织毛衣、接待私人来客等，那么必然会给老板、上司留下一个极为不好的印象。一家企业薪资调查公司最近展开的调查显示，有六成员工承认曾在工作时偷懒，而34%的受访者最常做的就是上网。他们提出的理由是：太闷、工作时间太长、薪金太低或工作没有挑战性。虽然员工打打电话无可厚非，或者偶尔放松一下也值得理解，但是如果工作时将大部分时间投入到一些无关紧要的私事中，那么难免会让老板觉得你不够敬业和专业了。

护士长姜虹同志自1998年参加工作以来，一直秉承"全心投入，用心做事"的信念，将护理工作视为生命，将病人的满意视为最大的快乐，处处以身作则，起模范带头作用，曾多次被医院评为优秀护士。"全心投入，用心做事"是她的座右铭，她正是以"一颗充满热情的心，一双勤劳的手，一种无私奉献的精神"，以自己对护理事业的无比热爱，默默地奉献着自己的真情与爱心。在工作中，她处处严格要求自己，主动承担脏、累、难工作。

老年患者王某，十几年生活不能自理，入院时全身压疮，疮口部位溃烂化脓，散发出恶臭，就连自己的儿女都不愿沾边。姜虹二话没说，端来温水亲自为病人擦洗，换了一盆又一盆温水之后，病人的全身终于清洁了。她不顾劳累，擦去额头的汗水，又为病人清创、换药……就这样，在姜护士长带领下，通过全科护士的精心护理，病人的压疮痊愈了，病人家属感动地拉住她的手不放。在病人出院后，她还经常到患者家里随访，为病人更换尿管，指导患者家属。

患者陈某，多发性脑梗死，严重肺部感染，全身疼痛，痰液十分黏稠，吸痰器不易吸出，姜虹身先士卒，用双手为病人清除口中痰液，为科内年轻护士示范翻身、扣背、吸痰等护理要领。虽然病人最后因病情医治无效去世，但家属还是非常感激，在办理完后事，专程来到医院表示感谢。病人王某，大面积脑梗塞，恶病质，病情十分危重，有天半夜突然消化道大出血，急需输血，交叉配血时因全身水肿及失血过多,值班护士包括其他科室两个护士在采集血标本时均未成功,深夜一点钟姜虹接到电话后,迅速赶到,成功采取血标本,直至看到新鲜的血液输入病人的身体,她才放心地离去。

工作十多年来,这样的事情太多太多……全心投入,急病人所急,想病人所想,真正做到了。科室医生及护士经常说:"我们没想到的,护士长想到了;我们想到的,护士长已做到了。"无论多苦多累,姜虹总是脸带微笑,以温暖的双手和圣洁善良的心,抚慰和挽救了一个个生命,驱散了无数患者的身心痛苦和忧伤,为全院树立了良好的护士形象。

爱默生说:"一个人,当他全身心地投入到自己的工作之中,并取得成绩时,他将是快乐而放松的。但是,如果情况相反的话,他的生活则平凡无奇,且有可能不得安宁。"作为一名优秀护士,全心投入才能一切为患者着想,一切为患者服务,才能赢得患者的肯定,得到患者的信任,才能构建和谐融洽的护患关系。

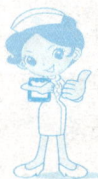

6

乐观面对护理岗位,及时化解心理压力

在职场中,各行各业都有自己的压力,而医务工作者被公认为"高压族"。对于每一个护士来说,奋战在与病魔抗争一线的我们总会亲眼见证生命的消逝,这对于我们的内心是一个巨大的考验。护士也是有感情的

人,当我们见证另一个生命的远去时,难免心理会产生压抑的负面情绪,从而造成一定的压力。并且在很多时候,当我们未能挽救病人的生命时,自己的内心也会产生一定"负罪感",把一些责任归咎于自身,让自己压力倍增。对此,我们要及时化解心理压力,乐观面对护理岗位。

心理专家认为:"一个人的心理状态常常直接影响他的人生观、价值观,直接影响到他的某个具体行为。因而从某种意义上讲,心理健康比生理健康显得更为重要。"在人生中,一个人需要拥有健康的心理。因为一个心理不健康的人,他的内心如同一片荒漠,即使你给他栽上几株艳丽的花朵,随着时间的推移和岁月的风蚀,它终究是要凋谢的。而一个心理健康的人却如同拥有了一片肥沃的土壤,它会使每一粒知识的种子生根、发芽、开花、结果。一个具有健康心理的人会清楚地认识自己,并找到自己的人生位置,他们会在自己的天地里不懈开垦、辛勤耕耘,收获幸福和喜悦。而一个心理残缺的人,即使他有许多长处,也会因为找不到自我而处于无尽的痛苦和挫折之中。

有位心理学家曾做了个有趣的实验:他把同一窝生下的两只健壮的羊羔安排在相同的条件下生活,唯一不同的是:一只羊羔边拴了一只狼,而另一只羊羔却看不到那只狼。前者在可怕的威胁下,本能地处于极为恐惧的状态,不吃东西,逐渐瘦弱下去,不久就死了! 而另一只没有狼的威胁,没有这种恐惧心理,所以一直生活得很好!

这说明身体健康和心理健康紧密相连,生活中,能否保持旺盛的精力和愉快的心情,对于我们的身心健康非常重要。一个人的精力不足,或者精力不稳定,不仅难以快乐地生活,而且会影响我们的健康。成功的人有足够的精力去面对众多的人和事,而精力不足的人面对过多的事务就会感到烦心、倦怠。因此,护士要会调节自己,要经常保持愉快的心情。

对于护士而言,面对心理问题,关键是如何去认识它,并以正确的心态去对待它。具体地说,就是提高自己的心理素质,学会心理自我调节,学会心理适应,学会自助。比如要掌握一定的心理健康知识,正确认识心理问题出现的原因;能够冷静清醒地分析问题的因果关系,安排好对己对人都负责任的相应措施;另外,恰当地评价自我调节的能力,选择适当的就医方式和时机;最后一点,也是日常生活中最关键的一点,就是要树立正确的人生观和处世观,拥有正常睿智的思维,避免走入心灵的误区。心理健康的护士一般有下列特征:

①自知自爱。

有正确的"自我观",自我意识明确,能正确地评价自己。对自身的优点、缺点有清醒的认识,对自己的体态、相貌、情绪状态、气质、性格、智力和能力等方面均有较全面的了解。不仅有勇气承认自己某一方面的不足,而且愿意努力自我完善。

②情绪稳定。

心理健康的护士总是积极的、乐观的情绪占主导地位,能够在焦虑、紧张及恐惧等消极情绪状态中自我调节,不为一时冲动而恶语伤人,也不会因困难和挫折而忧心忡忡。

③意志健全。

心理健康的护士意志健全,能够主动地支配自己的行动,以达到预期的目的。善于明辨是非,当机立断,并在执行决断时,坚持不懈,不达目的不罢休。善于调整自己的情绪,有效控制自己的语言与行为。

④热爱生活。

心理健康的护士,对生活充满希望和信心,常常是满怀着希望起床,含着微笑入睡,经常感受到自己对社会、对家庭都是有价值。热爱自己所从事的工作,能够把劳动的成果和事业的成功视为最高价值。在现实生活中,不管环境优劣、条件好坏,都能从实际出发,应付自如。在困难面前不畏惧,不逃避。

人生活在社会中,有压力是正常的。比如一个习惯于紧张工作的人,一旦退休却感到非常不适,觉得无聊,甚至苦恼。长期的养尊处优,没有压力感的人实际上很难经受环境的考验，会加速肌体的衰退。因此，对正常的压力并不需要全面排除，但是，应当有个尺度，太大的压力、太重的心理负担当然要想办法减轻了。当感到压力太大时，应当学会主动疏导发泄，把自己的体验讲给亲人、同学、朋友听，让郁闷释放出来，这样就会觉得有所安慰。除此之外，还应当注意生活节奏的调节，加强休息，提高工作效率。这样，精神压力就会减轻了。

第三章
文明有礼，仪表端庄：规范严谨端庄的职业礼仪

　　好护士是天使的化身，良好的修养、端庄的举止、和蔼可亲的语言、关心体贴的态度是建立良好职业形象、赢得病人信任的关键。如果一名护士仪表不整洁，蓬头垢面，则会给病人留下做事不认真、服务态度生硬等印象，病人心中就会存在着戒备感和不信任感。

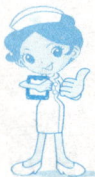

1

服装整洁，保持良好的护士形象

作为一名护士，职业形象是非常重要的。护士职业形象是指护士群体或个人在实践中的外表、思想、语言、行为、知识等外在体现，包括有形的外在形象和无形的内在形象。良好的护士职业形象应是内在美与外在美的结合，加强护士礼仪修养的培养，已成为提高护士全面素质的一个重要方面。护士要不断加强职业道德修养，塑造美的心灵，拥有美的情感与健康的人格，使自己的内在美与外在美有机地结合起来，以塑造出最佳的护士职业形象美。

郑爽是一家美容医院的护士，浑身上下都散发着让人迷醉的美丽，哪怕是一个眼神、一个动作，都是万分优雅的。她所在的美容医院有很多容貌漂亮的客户，他们不惜一掷千金，买下成堆的美容品和昂贵衣裳，办了一张又一张的美容会员卡，可在多数人眼里，衣着普通的郑爽才是最漂亮最迷人的。为什么她能够如此高雅迷人呢？原因就是她会穿衣打扮，虽然她的衣服不是名牌时装，但是她会根据自己的发型、肤色、身材以及气质来穿护士衣服，这么一来，她不但能让衣服为自己的形象加分，还会让衣服把自己的缺陷穿出另一种美来。难怪有人称她是"千面娇娃"，因为她"无论穿什么衣服、梳什么发型"，都让她有一种

"新鲜、独特的美"，有一种高雅气质。

一名护士拥有端庄的仪表、文雅的举止、得体的语言、熟练的操作等美好的职业形象，可以留给病人良好的印象，可以使护理对象产生愉悦的心情，拉近护士与病人之间的距离，对病人身心健康有着积极的影响，从而在以后的护患活动中更容易沟通和顺从治疗，也可以使病人的治疗和康复达到最佳的效果，使护士更容易得到社会的理解与尊重。

得体的着装、端庄的仪表不仅可以树立良好的职业形象，同时也体现了对病痛中病人的充分理解、同情与尊重。如果你是穿着整齐整洁的医生护士，那么，看病的人，也会感觉到相对舒服。因此，医院的相关制度也有关于医生和护士的衣着的规定。有一项数据调查也显示，患者们在看病的时候，是不是更愿意看衣着整齐的、收拾的干净的医生呢？患者的回答几乎全是肯定的，只有少数人认为，只要医生护士的医术好，其他的都不用太在乎。

所以，护士的服装既代表着护士的形象，也是体现个人魅力的一个重要方面。护士服起源于公元9世纪，由修女服演变而来。而"提灯女神"南丁格尔的出现，则让一盏温暖的灯、一顶洁白的帽深深地留在了病人的脑海里，给人们留下了美好的印象。在我国，林斯馨女士在1928年举办的"第九届全国护士代表大会"上，首先提出统一全国护士服装的建议，推动了我国护士服装的统一，护士帽也被正式命名为"白色燕尾护士帽"，象征着圣洁的天使和职业的高尚。护士的服饰应当整洁端庄、大方适体、松紧适度，工作帽、袜、鞋都要干净、规范。燕尾帽不仅是护士职业的标志，而且能使护士的仪表显得美观大方，也象征护士的自信和高尚。整齐后梳短发或用发网聚拢的长发，反映护士脱俗和高雅的气质。

让人心仪的护士服，是一种职业礼服。国家卫生部设计的普通护士服多为连衣裙式，给人以纯洁、轻盈、活泼、勤快的感觉，以整齐洁净、大方适体和便于各项操作技术为原则。穿着中要求尺寸合身，以衣长刚好过膝，袖长刚好至腕为宜。腰部用腰带调整，宽松适度。下身一般配白色长工作裤或白裙。夏季着工作裙服时,裙摆不超过护士服。护士服的领扣要求扣齐,自己的衣服内领不外露,高领护士服的衣领过紧时可扣到第二个。男护士服穿着时,注意不着高领及深色内衣。衣扣袖扣全部扣整齐,缺扣子要尽快钉上,禁用胶布别针代替。护士服上禁止粘贴胶布等。衣兜内忌塞鼓满。袖扣扣齐使自己的内衣袖口不外露。这样着装,会给人留下护士职业美的良好印象。特殊护士服常指手术服、隔离服、防护服,其严格的着装流程关联着对病人和护士自身健康的责任。穿着中表达的是严谨、科学的语义。手术服只适用于手术室内,因手术操作的无菌要求,手术服应是无菌的。手术外衣分一次性和非一次性。一次性手术衣多为有特殊感染的病人及应急情况下使用。常在使用后按一次性医用垃圾焚烧处理。非一次性手术衣可反复高压消毒后使用。穿手术服时,配用的手术圆筒帽和口罩也分一次性和非一次性,其性能特点及术后处理原则同手术衣。帽子内塞严头发,必要时用发网或发夹固定,要求前不遮眉,后不露发际。帽缝要在后面,边缘要平整,佩带口罩应四周严密,以吸气时产生负压为适宜。隔离服常在护理传染病时使用。它的款式为中长大衣后开背系带式,袖口为松紧式或条带式。穿、脱隔离衣有着严格的操作流程和要求。穿隔离服时,必须配用圆筒式帽,头发要求与戴口罩标准同穿手术服一致。防护服为特殊隔离服,主要用于护理经空气传播及接触性传染的特殊传染病,如 SARS。这种服装为衣帽连体式,不透空气,可防止并阻止任何病毒通过。在二级防护时,须佩戴特制的医用防护口罩、防护眼镜、鞋套、手套等,其连体帽内应先佩戴一次性圆筒帽,头发要求及戴口罩标准同手术服、隔离服的标准一致。如为三级防护,则在二级防护的基础上加戴全面型呼吸防护器、护视屏。防护服及配套防护用品的穿脱有着严格的流程和要求。

穿着不仅是职业生涯的一种道具,更是通向成功之路的一张名片。以白色为主基调的护士服装不但能够满足人的视觉需求,更能符合服务对象的心理特点。在某种情况下,还起到了色彩语言的治疗作用。给患者留下美好的印象,从而获得患者的信任、尊重及安全感。因此,我们要服装整洁,保持良好的护士形象。在工作中,形象代表着个人的品位,暗示着个人的能力,在外则代表了你的上司和公司的形象。每个人在不同的职业场合都要扮演不同的角色,而形象正是演好这一角色的道具。

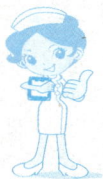

2

工作场合不要浓妆艳抹

护士职业是美的职业,被喻为天使。护士职业形象好不仅能体现自身的专业化,更能给患者及家属带来愉快的心情。护士由于职业的关系,应该淡妆上岗,不要浓妆艳抹。护士工作时浓妆艳抹、发型夸张,容易导致多种不良后果。使人产生反感的情绪,给病人一种轻浮的感觉,以至于怀疑其技术水平,与护士高尚神圣的职业不相符。

化妆是为了彰显相貌的优点,遮掩相貌的瑕疵。化妆后应有一种"清水出芙蓉"的效果。淡妆上岗是自尊自爱、热爱生活的直接体现,能创造和挖掘自身的魅力,体现了积极健康的人生态度。护士淡妆上岗既能够使她自身容光焕发,充满活力,又可以让病人从心底感到很舒畅,唤醒他追求美的天性,树立战胜疾病,回归社会的信心。

化妆是运用色彩、线条、层次感创造美感的一种方法和艺术。有人说,"女人不化妆就如同男人不刮胡子"。护士在工作中,进行适当的化妆是必要的,这既是自尊的表现,也是尊重他人的表现。化妆既显示了一个人的生活品味,也是护士礼仪的要求。特别是作为女人,千万不要以枯黄的脸、杂乱的头发、不合时宜的衣服等毁灭形象的姿态示人。

小美是个爱漂亮的年轻护士，她刚刚步入职场不久，买了许多的化妆品来学习化妆。一个周末，几个关系不错的朋友打电话约小美一同去郊游。她欣然应允了，心想：这下可以一展自己的亮丽妆容了。可当小美出现在朋友们面前时，大家都惊呆了，不过不是被小美的美丽妆容而震撼，而且被吓呆了，因为小美一身的休闲服，却浓妆艳抹。结果这次郊游，小美玩得非常不自在。过了不久，小美所在的医院举行酒会，小美为此做了精心准备，穿了一件黑色的晚礼服，但为了吸取上次的教训，小美只在脸上薄薄打了一层粉，几乎不着痕迹。晚上来到宴会上，小美才意识到自己这次又犯了错，因为大家一个个妆容亮丽，浓妆艳抹的，在灯光的照射下更是光彩动人，而自己却在灯光下越发惨白。小美终于明白，光学会化妆还不行，还要明白在什么场合下适合什么样的妆容。

化妆是提升自己自信的一种方式，也可以让自己美丽的一面展现在别人面前。适度而得体的化妆，可以体现女性端庄、温柔、美丽、大方的独特气质，让人充满信心，充满魅力。社交场合，得体适度的化妆，既是自尊自信的表现，又体现了对他人的尊重。化妆对每一位女性来说，都是非常必要的。化妆是一种艺术性、技巧性很强的系统工程。要学会化妆，并且在这方面具有一定的造诣，首先必须对化妆品的种类、化妆的程序和化妆的规则，有一定的正确认识。

化妆品可以划分为四种类型。一是润肤型化妆品。它主要护理面部、手部以及身体其他部位的皮肤，使之更为细腻、柔嫩、滋润。这类化妆品常见的品种有乳液、洁面霜、润肤蜜、雪花膏等。二是美发型化妆品。它主要保护头发、止痒去屑，以及为头发塑造出种种美妙动人的造型。香波、润丝、发蜡、发乳、发油、发胶、摩丝、冷烫液、染发水、生发水等，都属于这一类型。三是芳香型化妆品。它主要能溢香祛臭，并且芬芳宜人。有的还兼有护肤、护发和防止蚊虫叮咬等作用。香水、香粉、香粉蜜、花露水、爽肤水等，都是这一类型的以芳香为主要特征的化妆品。四是修饰型化妆品。它的主要功能是通过在面部适当部位的着色，来为人们扬长避短，使化妆者看起来更加亮丽和生辉。最常见的修饰型化妆品有粉饰、油彩、唇膏、眉笔、眼影、睫毛膏等。由于绝大多数这一类型的化妆品，都以其"特色"见长，所以它又被人们叫做着色型化妆品或彩妆型化妆品。各种化妆品都有自己独特的作用，它们通常是乱用不得的。

化妆应遵循浓淡相宜的原则。化妆的浓淡要视时间、场合、年龄、性别而定。工作岗位上宜施淡妆，白天的社交活动也应施淡妆，浓妆只适合晚上的娱乐性活动，如舞会、酒会等。旅游和运动时均不宜化浓妆。年轻的白领女性拥有着生命中最宝贵的青春自然的光彩，因而只需用淡妆来突出自然的亮丽和清纯，浓妆反而显得俗不可耐。中年女性则可用略重一点的妆容，来弥补岁月的痕迹。从化妆自身的特点和规律来看，化妆者将所化之妆恰如其分地融入自己身体各部，若有若无，自然而然，好像天生如此，才是化妆的最高境界。按照通行的审美心理来说，如果没有从事特殊的职业，出席特殊的场合，浓妆艳抹也难于让人接受。

化妆也要"具体问题具体分析"，根据自身各部位的特点，运用不同的化妆技巧进行美化。切忌千篇一律，或者盲目仿效时髦的化妆方法。例如：圆脸型的人适合留直线型长发或高耸型盘发，长脸型的人适合留蓬松卷发或留有齐眉刘海的童花式发型。若把上述两种脸型所适合的发型对调，就会圆脸更圆，长脸更长。化妆提倡协调整体，使各个部位所化之妆统一起来，形成格调、色调协调的整体，才能取得完美效果。否则，局部的妆化得再精彩，整个人也出不了"彩"。不同色调的服装往往需要不同色调的化妆品，不同款式搭配的服饰往往需要不同的化妆手法。服饰与化妆协调一致，才会取得整体美。比如：身着素雅的连衣裙，就应选择清淡的妆相。化妆需要"应景"，要与不同的环境、场合、社交气氛相协调、相适应。

不同的化妆品有不同的使用方法和技巧。化妆之中，要合理运用。

否则,不仅会造成浪费,还会弄巧成拙。从化妆技巧上讲,进行一次完整而全面的化妆,其程序与步骤也有一定之规。下面列举一位女性全套化妆的大体步骤供参考:

①沐浴。沐浴时使用沐浴液,浴后使用润肤蜜保养、护理全身肌肤,并注意保护手部。

②做头发。在沐浴时,使用香波洗头。浴后吹干头发,冷烫定型,或使用发胶、摩丝,做出可心的发型。

③洁面。用洗面奶去除油污、汗水与灰尘,使面部彻底清洁。随后,在脸上扑打化妆水,为面部化妆做好准备。

④涂敷粉底。先用少量的护肤霜,以保护皮肤免受其他化妆品的刺激。此外,它还有助于使涂敷粉底打底色的工作进行得更容易。接下来,在面部的不同区域使用深浅不同的粉底,使妆面产生立体感。完成之后,即可使用少许定妆粉,来固定粉底。

⑤描眉画眼。首先,修眉,拔眉,画眉;其次,沿着眉毛的相部,画好眼线;再次,运用睫毛膏、睫毛器,对眼睫毛进行"加工"、造型;最后,通过涂眼影来为眼部着色,加强眼睛的立体感。

⑥美化鼻部。即画鼻侧影,以改变鼻形的缺陷。

⑦打腮红。使用胭脂扑打腮红的目的,是为了修饰美化面颊,使人看上去容光焕发。涂好腮红之后,应再次用定妆粉定妆。

⑧修饰唇形。先用唇笔描出口形,然后涂上色彩适宜的唇膏,使其红唇生色。

⑨喷涂香水,美化身体的整体"大环境"。

⑩修正补妆。检查化妆的效果,进行必要的调整、补充、修饰和矫正。

总之,护士在工作岗位中,化妆的原则是美观、自然、得体、协调。真正美的妆容是真实自然,就是你化完妆后,那依然是你,只是更加有神,更加鲜明,更加有气质。化妆不是为了改变,而是突出你的特质。也许你长得并不漂亮,但是不要紧,只要你有爱美的心,从你的言行举止,衣着妆容让人感到舒服得体,也一样会得到大家的青睐。

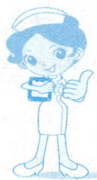

3

举止优雅，坐有坐相站有站相

在工作中懂得礼仪规则才能做好工作。知礼守礼的护士当然是有魅力的护士。礼仪又像风骨，一旦溶入到护士血脉中，会让护士在不着痕迹之处展现自己的良好素质，流露出内在的修养，显示出优雅的气质。一位气质优雅的护士，是道德风范、知识修养、心理素质、仪表风度等多方面的综合体现。这样的护士，即使外表并不特别美丽，但由于她通晓各种礼仪，就会让她有一种超凡脱俗的优雅气质；这样的护士，无论在什么场合，她会用她的身材、发型、服饰，还有优雅的步态、迷人的举止，来显示出她与众不同的风情。

在医疗护理工作中，与病人接触最密切的是护士，病人的各种检查、治疗操作都是由护士来完成，因此护士应严格按礼仪要求规范进行护理行为。比如，进病房时要先敲门，做到"四轻"（即关门轻、操作轻、说话轻、走路轻）；患者向你走来时，要起身相迎，患者行动不便时要出手相助；在为病人测量血压、心率和脉搏需要接触病人人的身体时，要先将手搓热；在为颊骨人做暴露操作时要用屏风遮挡；在护理操作时应认真、细致、规范，着力的轻重、范围大小要适当；在与患者交往中，不要面无表情、皱眉头，也不要表现出不耐烦和漫不经心；工作时不要穿响底鞋，不要用脚开门等。护士通过注意这些举止、形体语言，可使病人消除顾虑，减少紧张情绪。

此外，在工作中，护士要举止优雅，坐有坐相站有站相。站姿是一个人站立的姿势，它是人们平时所采用的一种静态的身体造型，同时又是其他动态身体造型的基础和起点。常言道，"站如松，坐如钟"，这是中国传统的有关于形象的标准。人们在描述一个人生机勃勃充满活力的时候，经常使用"身姿挺拔"这类词语。站姿是衡量一个人外表乃至精神的重要标准。优美的站姿是保持良好体型的秘诀，是护士的经典姿态。女护士优美而典雅的站姿能给他人留下深刻美好的第一印象。女性正确的站立姿势应该是表情自然，闭嘴，颈部挺直，收下颌，挺胸。还要注意收腹提臀、提气拎腰，让肢体各部位自然舒展，这时女性特有的曲线美才会显露无遗，同时，显得精神饱满、风姿绰约。站立时，还要注意不宜把手交叉抱在胸前或把手放在背后，更不要两手叉腰、身子左摇右晃或把身子倚靠在墙上。否则，就会显得不文明、不雅观，有失风度。护士要想使自己具有优雅迷人的站姿，关键要让自己的双脚、双膝、双手、胸部和下颌等五个部位处于最佳的位置。双脚的脚跟应靠拢在一起，两只脚尖应相距 10 厘米左右，其张开角度为 45 度，呈 V 字状。两只脚最好一前一后，前一只脚的脚跟轻轻地靠近后一只脚的脚弓，将重心集中在后一只脚上，切勿两脚分开，甚至呈平行状，也不要将重心均匀地分配在两只脚上。在正式场合，双膝应挺直，而在非正式场合则伸在前面的那一条腿的膝部可以略微弯曲，做"稍息"姿势。但是不论出于哪一种场合，双膝都应当有意识地靠拢。这样的话，才能确保双腿自上而下地全方位并拢，并且是髋部自然上提。双手在站立时将右手搭在左手上，然后贴在腹部，同时应注意放松双肩，使双肩自然下垂，不要耸肩、斜肩、弯臂、端肩。胸部在站立时应该略向前方挺出，同时要注意收紧腹肌，并挺直后背，使整个身体的重心集中于双腿中间，不偏不斜。这样的话，能使自己看起来精神振奋，线条优美。

女护士坐姿，是影响女性形体美的一大要素。女性优雅的坐姿不仅能展现女性形体美，更能展现女性的优雅气质。坐姿是一种可以维持较长时间的工作劳动姿势，也是一种主要的休息姿势，更是人们在社交、娱乐中的主要身体姿势。良好的坐姿不仅有利于健康，而且能塑造沉着、稳重、文雅、端庄的个人形象。相对男士而言，女士的正确坐姿显得更为重要。无论多么美丽的女士，身着多么体面的衣装，如果坐姿不雅，马上就会让人议论纷纷。一般来说,女士入座应尽量向前,背部一般不要靠在椅背上,可以将随身携带的物品如手提袋或衣物等东西,放在身体和椅背之间。女士坐下时膝盖不应分开,小腿也要合拢,小腿可以放置在椅子正中间,也可以并拢平行斜放一侧,但是上半身一定要面对正前方,两手可交叉轻握放在腿上。如果双腿斜放左侧,手就放在右侧;相反的,如果双腿斜放在右侧,那手就放在左侧。不同场合的女性可能要换用不同的坐姿,但是基本原则是背部挺直,膝盖并拢,双手成为交叉的八字形,放在身体的侧面或中间都行,上身必须正对前方,目光凝视客人,保持优雅的微笑,这就是高雅的形象了。如果女性坐姿不端,在别人的心目中会留下一个寒碜的印象。比如,很多人坐下来的时候喜欢将脚架起来,在社交场合,这一般被认为是不礼貌的坐法。如果架腿坐,那一定要注意架腿方式:收拢裙口,遮掩到直至膝盖以下部分;支撑的脚不要倾斜,双腿内侧靠近,大腿外侧收紧;双手自然搭在腿上。这样还算是美观,能产生自然的美腿效应。

总之,护士的服务对象是病人,在执行各项护理任务时,除了要有精湛的护理技术,高质量、高标准地完成护理操作外,操作前的工作礼仪亦是极为重要的。护士举止稳重而文雅,遇事冷静,态度热情,和蔼可亲,不仅能够消除病人的疑虑,更可以加强护患沟通,建立良好的护患关系,充分体现一个优秀护士的素质,提高护士在病人心中的地位。

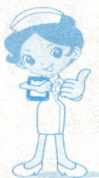

4

关注细节,不戴首饰不穿高跟鞋

在工作中,护士必须不断提高自身修养,关注细节。每一个工作岗位都是实现人生价值的舞台,每一个工作细节都体现着责任。很多人都会有这样的疑问:成功和失败之间的差距究竟在哪里呢? 答案因为具体情况而各不相同,但有一条却得到了众多成功者的认可,那就是细节。细节,我们可以理解为细小而又具体的事物、情节或环节。对个人来说,细节体现着素质;对企业来说,细节代表着形象。小到个人的工作与生活,大到国家的规划与治理,细节无处不在,无时不在,没有细节,这个世界就不会存在。一个人无论做任何的事情,如果你能把手上的小事情做到完美的境界,你才能成为一个成功的人物。而成功者与平凡人的最大区别正是体现在这些微不足道的小事上。世界上最难懂的一个道理就是:最伟大的生命往往是由最细小的事物点点滴滴汇集而成的。绝大多数人很少有机会遇到那种重大的转折,很少有机会能够开创宏伟的事业。但生活的溪流往往是由这些琐屑的事情汇集成的,也正是这些才构成了生命的全部内涵。

有位医学院的教授,在上课的第一天对他的学生说:"当医生,最要紧的就是胆大心细!"说完,便将一只手指伸进桌子上一只盛满尿液的杯子里,接着再把手指放进自己的嘴中。随后,教授将那只杯子递给学生,让这些学生照着他的做法来做。

看到每个学生都忍着呕吐,像教授一样把手指探入杯中,然后再塞进嘴里。教授看着学生的狼狈样子得意的要命,最后他微笑着说:"哈哈,不错,不错,你们每个人都够胆大的。"紧接着教授又难过起来:"只可惜你们看得不够心细,没有注意我探入尿杯的是食指,放进嘴里的却是中指啊!"

上面故事里的这位教授,其本来的意思是教育学生科研与工作都要注意细节,相信尝过尿液的学生应该终生能够记住这次"教训"。

注意细节其实是一种功夫,这种功夫是靠日积月累培养出来的。护士在工作中更要关注细节,在日常工作中严格要求自己。护士的主要任务是照顾需要护理的人,执行护理工作时严格遵守各项制度和规程,应努力确保护理对象的安全舒适。所以,每一个细节小处都要注意。比如,工作中不戴首饰不穿高跟鞋。护士要选择合适的工作鞋,穿高跟鞋走路不方便,走路有声音,影响病人休息。工作时应穿白色低跟、软底防滑、大小合适的护士鞋,这样护士每天在病区不停地行走时,既可以防止发出声响、保持速度,又可以使脚部舒适、减轻疲劳。反之,如果穿着高跟鞋、硬底鞋或带钉、带响的鞋,在自己行走时容易疲劳,而且也会影响病人休息。工作鞋应经常刷洗,保持洁白干净。无论下身配穿工作裤或工作裙,袜子均以浅色、肉色为宜,以与白鞋协调一致。穿工作裙服时,长裤口一定不能露在裙摆外。别小看一双工作鞋,不光穿着轻快,结合整体更可以给人以利索俊美之感。

护士上岗时,不能佩戴饰品或过分装饰。穿工作服无论佩戴何种饰物,或将头发染成流行色,做成不自然的怪发型和过分化妆,都会影响职业美和静态美。病人看病来医院,需要的是语言美、行为美、仪态美、技术精湛的护士,而不是商业形象小姐。更何况饰物不仅会妨碍工作,也是医院内交叉感染的媒介体,接触各类病人,会划伤病人、划破手套、脱落污染、不便于手的清洁消毒。所以,护士上岗时,不宜佩戴首饰的包括戒指、指环、手链、手镯;不宜佩戴耳饰,包括耳坠、耳环、耳钉;不宜留长甲及涂染手指脚趾甲;不宜涂抹浓郁气息的香水,避免对病人不良刺激甚至诱发哮喘等过敏性反应。

"天下大事,必作于细"。我们护士的日常工作其实是由许多细节和一件件小事组成的。面对千变万化的细节小事,再好的预设也不能预见工作可能出现的很多情况。因此,在工作中必须关注每一个细节,重视细节工作才能成功,忽略细节就可能造成失败。

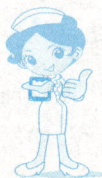

5

语言亲切,接待患者使用礼貌用语

古希腊著名的医生希波克拉底曾说过,能治病的有两种东西,一是药物,二是语言。语言可以反映一个人的文化素质和精神风貌,护士的语言除具有一般语言沟通人与人之间关系的属性外,还是获得工作伙伴和服务对象信任与合作的有效手段。不同文化层次的患者以及患者家属对语言的理解能力各不相同,护士应了解分析患者的特点及文化层次,采用相应的语言进行沟通,使自己的语言富有逻辑性、艺术性、感染性,使一个悲痛、意志消沉的人恢复到愉快、轻松、坚强和充满信心。

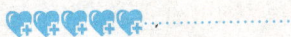

一位妇女生产时大出血很严重,短时间内下了两次病危通知书,其丈夫在门口长时间等候着手术时睡着了。手术完了,护士出来摘下口罩,把这位丈夫叫醒了:"你还睡得着,你老婆死了。"这位丈夫吓得"嘭"的一声倒地,然后护士补了两个字:"差点!"

这名护士就不太会说话。医护人员就不能乱说话，要对自己出口的每一个字、做出的每一个表情都要负责任，一定要谨言慎行。因此，护士的语言和神情，常常也会引起病人的敏感，会影响病人的病情发展。据中国医师协会统计，90%以上的医患纠纷实际上是由于沟通不当造成的。其中一个突出的现象，就是医护人员不会说话。

一个病房输液的患者很多，又遇上抢救患者，护士忙不过来，输液晚了些，有些家属来催。这时假如有个护士说："急什么？没见我们忙不过来吗？"这样的话表现既很不耐烦，又像责怪他们，再加上一副冷面孔，真的令人很气愤，接下来就可能引发一翻争吵。同样的情况，换位很懂语言沟通的护士回答，情形就不大一样。他会对家属说："请您稍等，我们正在抢救一位年轻的姑娘，随后就去给您治疗。"听了这些话，家属就会耐心等待的。

因此，护士要注意语言规范。优秀护士要将语言沟通贯穿护理工作中，病房应努力充满人情味，尽可能温馨和舒适，每位护士对患者不可直呼床号和姓名，而应使用尊称，工作中做到"七声"，即患者来时有迎声、治疗时有称呼声、操作失误有道歉声、与患者合作有谢声、遇患者询问有应答声、接到电话有问候声、患者出院有送声。提倡微笑服务，以缩短护患之间的距离，减少医疗纠纷的发生。在与患者交流时，语言清晰，耐心听取患者的主诉和要求，尊重并尽可能满足患者和家属的合理需要。碰到不懂的问题时，请患者谅解，待搞清楚后再回答。严禁出现斥责患者或与患者争吵的现象。

常言道：言语是表现一个人素养和人格的重要因素。对于工作在临床一线的护士来说，语言更是一项不可或缺的技能。面对处于疾病折磨中的患者，护士体贴、文明、和蔼、礼貌的语言无疑是一剂疗效至佳的良药，不仅可以促进护患之间的情感交流，还可以使护理工作顺利进行，使患者产生欣慰感。那么，在实际工作中，应该怎样发挥语言艺术，把握好说话之道呢？

第一，因人施语。护士的工作对象是患者，这个群体中的个体千差万别,既有文化传统、风俗习惯、宗教信仰的差别,又有知识教养、年龄结构、身份地位、职业专长、性格爱好等个性的不同。因此,护士的语言应根据不同的患者来适应,做到因人施语,语之有德,这样才会获得满意的效果。

第二,以诚立言。护士在态度、心理、情感上的"诚"表现为有声语言和体势语言,形成一种使人产生信任的交流环境,感动患者,赢得患者的信任和支持。

第三,简明得体。简洁明快的语言能够准确明白地传递信息,增强信息密度,用最经济的语言表达最丰富的内容,从而增强效果,给患者留下深刻印象。注意修饰语的应用,多用委婉商量的语气,少用或不用命令语言。洞悉患者的心理特点,把握语言的角色分寸,恰当应用模糊语言,形成进退自如的优势。

第四,以情动人。护士的语言既要告知以事,晓之以理,又要动之以情,以心换心。"您好""请""谢谢"等礼貌用语,就像一支有效的润滑剂,可以拉近护患间的心理距离,求得认同。正确使用"微笑语",微笑语是通过不出声的笑传递信息的体态语,它和"礼貌语"结合在一起,从视觉和听觉角度传递丰富的情感,强化有声语言和无声语言的沟通功能,能增强沟通效果。

总之,护士的语言应当亲切、自然、准确、合理,而肆意妄为、大而化之的这种行为是要不得的。因为这决定着自身的教养、对对方尊敬的程度,甚至还体现着双方关系发展所达到的程度,因此不能随便乱用。用语恰当,可消除护患之间的误会,大大增加护患之间的信任,以取得更好的合作。

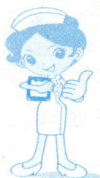

6

态度和蔼,不要有过激的言行

护士要和蔼热情地接待每位来诊病人。对于病人,无论是急性病还是慢性病,无论是男是女,是老是少,均有一个共同的心理,就是希望得到重视,希望获得同情和理解,希望能马上见到医生,希望得到最好的治疗。尤其是在候诊室等候时,病人容易情绪焦躁。护士应理解病人的心情,热情接待每一位病人,主动和蔼地打招呼,询问是否需要帮助,合理安排和维持就诊秩序,使病人感到在陌生的医院里,自己是受欢迎和被重视的人。

现实中,一些护士之所以态度不热情、解释没耐心、服务不到位等,一是医德有问题,不讲把患者当亲人,连把患者当服务对象都做不到;二是工作量太大,每天需要接待大量的患者,没有耐心,而耐心是需要时间和精力保证的,有时是心有余而力不足;三是内部机制不合理,在体系内部得不到尊重,在整个链条中居于下游位置;四是医患不和谐,得不到患者理解,不如"破罐子破摔"。

一名患者来医院就诊时,因为向护士询问"医生在哪里"的一点小事情闹得很不愉快,结果打了一名护士。打人者打人后便"销声匿迹",最终医院警务室经过一个星期的努力将打人者找到。11月5日,内蒙古医院内科大楼的一名护士向医院警务室报警称,她被一名患者打了,且打人者在打人后就不见了踪影。经过民警了解,原来一名患者在亲属的陪同下前来医院就诊,当来到内科大楼9楼时便走向护士台,向护士询问她认识的一名医生的办公地点，结果三言两语之后闹得很不愉快，最终一名护士挨了打，打人的患者及其陪同的亲属此后便不知去向。警务室的民警通过调取监控录像了解了事发经过，之后开始多方寻找打人的女子。最终经过 7 天的努力找到了正在住院的这名女子。次日上午，打人的女子及挨打的护士被叫到内蒙古医院警务室，警务室的刘所长从中调解，最终打人者向被打的护士赔礼道歉，同时拿出 300 元，以作为对被打护士的补偿。

对于护士而言，温柔和蔼是她的标志。做一个温柔和蔼的护士，并不是要你去改变自己的本性，而是学着变温柔，这是护士特有的魅力。所谓的温柔和蔼并不是整天柔柔弱弱，而是在必要的时候显示护士的魅力。一个护士如果善用温柔和蔼，即使有很多的不愉快也能够因此而化解。当你用温柔和蔼来营造祥和平静的气氛时，这才是成熟而充满知性的护士。

有一次，一名患者家属拿着住院收费单，情绪激动地说少退了一袋糖水，因为住院的时间有点长，所以查起账来有点复杂，这件事情摊给了黄护士长。黄护士长首先安抚了患者家属的情绪，接着开始查电脑，后又把住院病历前前后后地查了一遍，此时已经到了下班时间，而且病人家属也急着要走，黄护士长就跟病人家属保证明天患者家属来时把这件事解决了。查清楚账后，第二天黄护士长便及时向患者解释，直到患者家属满意为止。从头到尾，黄护士长处理这些事情时都是面带微笑，不管患者或患者家属情绪有多激动，说话有多难听，她总是很耐心地解释，直到患者或家属满意为止。

护士如何塑造自己的温柔和蔼呢？简单来说，应该很注重礼貌、注重礼仪,通过生活中种种得体的言行,来形成自己的温柔作风,这种温柔贯穿到方方面面,举手投足都有着礼仪的规范。比如对于大多数病人而言,医院是一个陌生的环境。他希望与护士交流,了解医院的环境,了解医院的医疗现状,了解将为自己诊治的医生以及自己关心的问题。护士在维持就诊秩序的同时,应主动向病人介绍医院与其相关的专科特色,介绍出诊专家的诊疗特长,宣传疾病预防常识和护理知识,营造温馨友善、互助有序的就诊环境。护士展现自己温柔的一面,并非是软弱的表现;相反,会让人认为她很有教养。

曾经看过这样一个故事:有一天上午,女主人独自在家,当听到门铃声后打开门时,眼前的一幕让她愣住了,一位彪形大汉手拿一把菜刀凶神恶煞地站在门口。妇人见此情形,很快就镇定了,面带微笑温和地说道:"哟! 您卖刀啊! 请进吧。"进屋后,女主人请他坐下,又热情地为他倒茶,这一意外之举令本想来打劫的大汉不知所措。接着女主人又坐下来温和地与大汉谈论刀,还不时地讨价还价。整个过程,女主人始终用一种亲切的语气和这位男子说话,一切都显得如此的亲切与从容。男子紧张的心情慢慢平静下来,心中本要抢劫的念头渐渐消散了,借机把刀卖给了这位女主人,就赶快跑掉了。

温柔的魅力竟是如此神奇,着实让人意想不到,但女主人的确凭着那温柔而亲切的态度打动了一个本打算打劫的男子,让他迷途知返。温柔是女人特有的武器,温柔有着令人难以抗拒的力量。如果一位女性太过严肃,则更多地给人以冷漠、严厉的感觉。因而,护士的温柔是一种天性。护士有种天生的韧性、柔性、弱性,那是众所周知的。温柔是人际关系的润滑剂,一个善于利用自己温柔的护士,一定是个聪明的护士。护士可以通过以下几种方式提升自己的温柔魅力:

①训练自己的眼神。

温柔的眼神是护士征服病人的第一步。可以对着镜子经常观察自己的眼神。理想的护士眼神应该是炯炯有神的,但是一瞥之间仿佛有千言万语,这需要有颗纯净快乐的心灵来支持。

②改善自己的声音。

护士的声音应该是娇而不腻、柔而不媚的。护士应该注意塑造自己的声音魅力,用声音经营温柔,在面对患者的时候,保持护士一份独特的魅力。这才是温柔的力量所在。

③维护自己的容颜。

对自己容貌的重视,是最基本的社交礼仪。化妆固然很重要,但化妆只是最表层的功夫,真正的化妆是修饰自己的表情,让别人看到你时,大部分时候,你留给别人的印象是温润如玉的。

④培养自己的仪态。

东方护士经常给人感觉护士味很足,就是因为她们的动作能够十足地体现护士的特征。例如,走路注意步态,笑时注意分寸。因此,护士要多学一些现代礼仪,让自己从容有度。这也是护士魅力的一部分。

总之,在医疗工作中,护士文雅健康的风姿、自然亲切的微笑、体贴关切的语言,将极大地影响患者,稳定患者的心态,这对于恢复患者的身心健康,将产生无可替代的积极影响。

第四章

关心患者,微笑服务:为患者提供细心的护理服务

　　注重护理服务,让患者满意是护士工作的目的。护士用亲切的微笑,可以拉近候诊病人与护士的心理距离,消除病人的陌生感和候诊的烦躁感,能有效地润滑和谐医患关系,增进医患双方的相互理解和信任,促进医患工作的顺利进行。

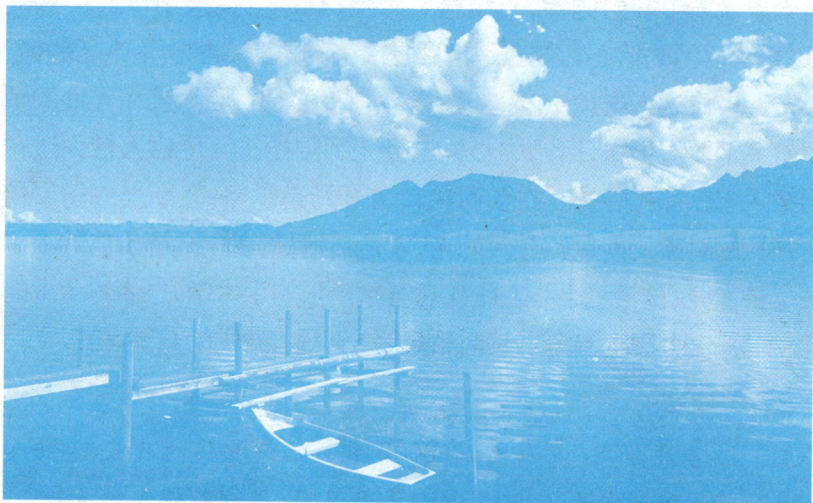

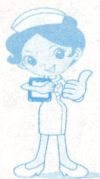

1

微笑接待患者,不给冷脸

　　微笑是一种"世界通用语言",是一种高水准的服务。护理工作中,微笑能消除病人陌生感,缩短护患间的距离。病人焦虑时,微笑能给病人安慰;病人不安时,微笑能让病人镇静;病人怀疑时,微笑能使病人信任。有人说,心情不好的时候,只要去看看刚出生的婴儿就会心情格外舒畅;临终病人看到新生婴儿时,眼神也会充满战胜疾病的信心。为什么呢? 大概这就是婴儿那甜甜的微笑能给人带来生命的震撼! 病人住院,本身在心理上就承受了一定的压力,所以为了更好地护理病人,达到理想的护理目的,微笑服务在我们的工作中显得尤为重要。

　　给患者一个安慰的笑,不给患者冷脸,有助于消除患者对疾病的恐惧,树立对自己的信心。笑容是世界上最美的语言。护士用亲切的微笑,可以拉近候诊病人与护士的心理距离,消除病人的陌生感和候诊的烦躁感。微笑地面对他人,自己的心里也会充满阳光。一位哲人曾说过:"当生活像一首歌那样轻快、流畅时,笑口常开乃是易事;然而当一切事情都非常糟糕的时候仍能保持微笑的人,才是活得最优雅、最有价值的人。"作为一个护士,应该笑对患者。比如在气氛紧张的手术室,患者对手术的恐惧、对术后的担忧都会出现,这时给患者个安慰、鼓励的微笑,给以支持。

　　33 岁年华,11 年护龄,3000 多个与病患相伴的日夜,护士林巧云用微笑化开忧愁,用爱心传递温暖,用娴熟精湛的技能,为患者驻守健康堡垒。作为 80 后的小天使,林巧云 2003 年毕业后分配到温岭市第四人民医院工作至今，先后在外科、内科、急诊室、门诊注射室工作，虽然她有着孩子般的稚气和乐观，但是在护理工作这块前沿阵地上已经是一个老兵了。作为一名护士，不仅要有精湛的技术，还要有良好的医德修养。如果说业务技能显示了一名护士的"硬件"，那么林巧云温情的服务和细致入微的关怀，则让她具备了超强"软件"。四院是个基层医院，内科没有分科，病人长期爆满，住院的多是年老体弱的慢性病患者，病情复杂，加上环境拥挤、硬件不足，护理工作困难大、强度高，但林巧云没有抱怨，积极克服困难，从不计较个人得失。工作中，新同志经常会碰到小儿头皮针不能一针见血或老年病人静脉穿刺困难，林巧云总是欣然帮忙。患者及家属都说，林巧云技术过硬，微笑很灿烂，我们认准她。2005 年 4 月，内科收治了一位Ⅱ型呼吸衰竭病人，病情危重，患者需插胃管、留置导尿、灌肠，林巧云每天精心护理，遇到大便干结灌肠无效时，她都用手为患者掏出大便。当时，同在一个病房的人无不肃然起敬，纷纷赞许！2013 年，内科病区收治了一位全身瘫痪的病人，因家人护理不当，入院时满身大、小便，而且合并多处褥疮，臭味很大。林巧云没有退却，帮助护工清洗病人，一遍又一遍，直至把病人身上的臭味清除。病人因为进食困难，长期没有清洁口腔，口腔内积满食物残渣，张开口发出阵阵腐臭，令人恶心，但她毫无畏惧，细心地用镊子一点点地将病人口腔内的食物残渣清除干净。患者家属动情地说："谢谢你，谢谢你，就是我们儿女也做不到这个程度啊！"11 年的护理工作不容易，病人在变，医疗环境在变，唯一不变的是，是她对护理工作的热爱，为更多患者服务的精神。她把病人的呼声作为第一信号，把病人的满意作为第一标准，她用温情的服务搭建了医患和谐的感情链。

微笑服务对护士来说很重要。护士每天面对的是很痛苦地在病痛中挣扎的病人,所以这个职业就更应该比其他行业懂得微笑和示爱,更应该懂得微笑在病人的身上能起到什么样的作用。当我们微笑的时候,我们与病人的心就离得很近了。所以一份关怀,一份微笑,一个表情达意的动作,需要我们每天都重视,每天都重复地去做好它。

微笑是美好心灵的外观,与人交往沟通时要笑得真诚。人对笑容的辨别力非常强,一个笑容代表什么意思,是否真诚,人的直觉都能敏锐判断出来。所以,当你微笑时,一定要真诚。一个成功的护士,要学会笑。真诚的微笑让对方内心产生温暖,加深双方的友情。微笑如春风,能带给人温暖;微笑如阳光,能给人以光明;微笑如细雨,能浸润人们的心田。微笑的魔力如此之大,我们也应该好好学习。

微笑能让你的整体印象加分,充满亲切感。一个把微笑时刻挂在脸上的护士,即使容貌不美丽,但那淡淡的微笑,会让护士的魅力由内而外地自然绽放。微笑的护士是徐徐的春风,柔柔的,暖暖的。她温存的笑,抚平了世间的悲凉;她温暖的笑,像春日的阳光,让人全身暖洋洋的;她甜美的笑,宛若那盛开的花朵,让人耳目一新。喜欢微笑的护士心中始终装满阳光,所以她才愿意用微笑来面对生活,她会在任何挫折面前仍然保持灿烂的笑容,她会在生活的点滴中尽情地释放出自己无限的光彩。

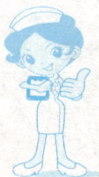

2

手续快捷,不要让患者久等

很多患者就医时,挂号、划价、收费、取药要花掉很长时间,这种情形常常令患者烦恼急躁。对此，做为一名好护士就要努力为患者提供便捷、优质满意的服务，不要让患者久等。当然，这需要社会和医院制度的大力支持。比如海南省内所有公立医院(含中医和妇幼保健院)和乡镇卫生院、政府举办的城市社区卫生服务中心推行"先诊疗后付费"。病人住院可以不用交押金即可办理住院，等到出院时再结算。但恶意逃费者将被取消享受这一政策的权利。符合条件的住院患者在海南省内任何一家公立医院接受治疗，都可享受到先住院后结算的便利。符合医保报销和开展医疗救助"一站式"结算条件的医疗救助费用，由医疗机构定期向医保经办机构和民政部门进行结算。"先诊疗后付费"制度的推行，简化了住院就医流程，方便群众看病。患者住院期间，医院每天须向患者提供日费用清单，以备患者查询。医院须在患者出院前1～2天内向患者或患者的家属告知其住院期间的大体花费和个人应承担的大致数额，以备患者筹措住院费用。患者出院时应据实向医院一次性交清住院期间个人承担的医药费用，否则医院有权暂时扣押甲方或其家属提供的相关证件以作抵押。病人医疗费用未结清或恶意拖欠住院费用的，今后将不再享受医保、新农合政策，同时医院也可根据合同约定，向人民法院起诉，以维护自身合法权益。这些人性化的服务制度极大地方便了患者，也使得护士在为患者服务时更快捷方便。

在工作中，患者办理手续时，护士应站立相迎，态度和蔼、热情，语言亲切。入院患者护士要送患者到病床，详细介绍床位护士、医生、病区环境、作息时间及规章制度、安全须知等。还要耐心倾听，了解患者的需求，满足患者合理要求，做好疾病健康指导。执行首问负责制和首见负责制。以下是护士需要在工作中注意的服务程序，大家要牢记：

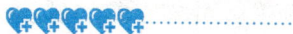

一、入院病人护理服务程序

1. 入院病人持门诊或急诊医生签发的入院证，办理入院手续后到所去病房。重危、急诊手术病人应先通知病房作好抢救准备，由医护人员护送，并携带必要的抢救器材。

2.病房护士应热情接待病人,安排床位,主动介绍环境、病房制度、分管医生和护士,并通知医生。对急诊手术或危重病人,做好器材、药品等抢救的准备工作,并与护送者做好交接班。

3.护士评估病人后做好记录,对病人所提出的要求和问题,及时给予帮助并作出答复。

二、出院病人护理服务程序

1.护士根据医嘱将出院日期及时通知病人及其家属。

2.做好出院前的健康教育,指导回家后治疗用药及注意事项、功能锻炼、定期复诊等事项,征求病人对科室、医院的意见。

3.办理出院手续后,护士收回医院用物,交给病人所带药物。病人离开病房时,护士将病人送至电梯口,有条件时送至医院门口。

4.清理床单位用物,做好终末消毒。

5.病人出院后七天内做好电话回访。

三、急诊病人护理服务程序

1.急诊病人一到,护士根据病情准备平车、轮椅在急诊大门迎接。

2.护士对急诊就诊的病人进行必要的监测,根据病情危急程度进行分诊。

3.若由急救车送入的病人,护士应询问缘由,根据病情立刻作好抢救、治疗准备。

4.需立刻抢救者,应立即入抢救室或就地抢救。对大批抢救病人,应迅速通知科主任、护士长积极组织抢救。

5.经初诊后需急会诊者,应立即通知有关科室。需扩创、换药、手术、监护者,应作好相应的准备和处置。

6.经抢救稳定后,根据医嘱分别送往监护室、观察室、病房或转院。转送前需事先联系,危重病人须由医护人员护送,并带必要的急救物(药)品和设备。

四、转院病人护理服务程序

1. 护士应根据医嘱将转院日期及转往医院通知病人及其家属，做好出院准备并办理转院手续。

2. 电话通知救护车并将病人护送至车上。

3. 协助病人整理用物，清点床单位用品、终末消毒。

4. 在病人转运过程中，如需医护人员陪同，应严密观察病情变化，按医嘱完成治疗，及时做好护理记录，并做好交接班工作。

总之，要将人性化管理融入病区管理。从入院那一刻起，我们就要把患者当作一个需要帮助的弱势群体来关注，帮助他们尽快熟悉环境，宣传安全措施，努力为患者提供便捷、优质满意的服务。病人在护士站办理手续后，应尽快将病人引导入病房，特别是急症病人更应使其处于最佳舒适体位，责任护士不应在护士站询问病史、测血压查体等，这样做只是省去了护士去病房的路程，却增加了病人等候的时间，同时也扰乱了护士站工作场所的秩序。护士接到患者出院医嘱后，做好出院指导，详细介绍出院的疾病健康指导，并给患者留下联系电话及复诊方式。协助患者办理出院，患者出院2～3天给予电话回访。

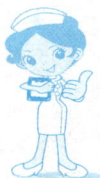

3

了解患者不同的需求，提供个性化服务

护士的职责无非是护理病人，护理病人是护士存在的基本价值。在工作中，好护士要通过恰当的沟通方式，及时觉察患者内心感受等，为患者提供个性化服务,以提高满意度。

什么是个性化服务? 有人说,个性化服务是指为顾客提供具有个人特点的差异性服务,以便让接受服务的客人有自豪感和满足感,从而留下深刻的印象,并赢得他们的信赖。有人认为,个性化服务是特殊服务,是服务人员在标准化的服务基础上,针对客人不同的兴趣爱好和个别要求所提供的服务,具有鲜明的针对性和灵活性。还有人认为,个性化服务有两层含义,一是指以标准化服务为基础,但不囿予标准,是以客人需求为中心提供有针对性的差异化服务及超常规的特殊服务,以便让接受服务的客人有一种自豪感和满足感,并赢得他们的信赖;二是指服务企业提供有自己个性和特色的服务项目。标准化服务只能让客人满意,只有注重顾客的感觉,注重客人的个性化,才能制造惊喜。如果我们第一次去一个城市,住在某某大酒店,让服务员找一个地图,服务员把地图拿过来了,这只能让客人满意。那怎样才能让客人惊喜呢? 其实就是能超越客人的期望,从个性化服务角度来思考。因此,对于护士来说,个性化服务中不仅要看到"病",也要看到有血有肉、有思想感情的"人",了解患者不同的个性。

某病人托管中心坚持以"服务第一、病员至上"为宗旨,在建立一系列工作规范和流程的同时,对农村托管病人实行"个性化"服务,取得了良好的医护效果。病人托管中心提倡个性化、人性化服务,在日常服务工作中,工作人员把托管病人的个性差异、病情差别、家庭差距以及每个人的受教育程度、性格特点、兴趣爱好等登记造册,建立"病员人文关怀档案",并以此为出发点,关心病人丰富多样的个体需求,实行个性化服务。比如八家子镇村民刘某,属重度抑郁患者,3年未说过一句话,工作人员就陪他唠嗑、看电视,参加集体活动,半个月后,他终于开口说出了第一句话,之后工作人员经常调动他的兴趣,让他积极配合治疗。两个月后,刘某出院了,现在他还建起了一座蔬菜大棚,对生活充满了信心。还有二道湾子乡北沟村重度精神疾病患者李某，在个性化服务的精心照料下，现在她已能与家人通电话，恢复效果很好。

个性化服务是一种有针对性的服务方式，根据患者的设定来实现，以满足患者的需求。

比如对待老年人要尊敬、和善，切忌直呼其名或床号，引起老年人的不愉快。有的老年人由于视、听、嗅及触觉功能减退，对语言交流造成不同程度的影响，护士要采用接触、手势、面部表情和身体姿势等多种方式与患者交流，尽可能满足他们的生理和心理需要，使患者感到亲切温暖。儿童患者的特点是年龄小，生活不能自理，发病急，变化快，不善于语言表达等，护士要细心查看，仔细倾听，善于从细微变化中发现问题；并注意尊重患儿，在儿童面前注意礼貌，像关心自己的孩子那样关心患儿，让他们在医院里能看到亲切的面容，感到家庭的温暖。比如不同地位、身份的人均有不同的需求，如一个企业老总可能需要住院环境好，能提供宾馆化服务，费用高不是问题，关键是服务要好，这就是所谓的高端客户；工薪阶层住院则要求整洁舒适，细心热情，费用适中的服务；而收入较低的下岗职工、打工农民，考虑的是如何最大程度地降低费用，住院环境可以简陋一些，能最大限度精打细算地节省费用是其关注的焦点。为经济承受能力不同的人提供不同档次的服务是要有区别的。

此外，护士要善于察言观色，及时了解患者内心变化。患者患病后，其心理往往也发生某些微妙变化，如比平时更希望得到别人的关心重视，变得敏感多疑、脆弱焦虑、多愁善感，这些变化使得我们在与其交流的时候，要注意进行心理疏导，使其对治疗充满信心，不良情绪得以及时宣泄，与其接触中的一声问候、一个微笑、一个眼神，都可能成为其化解不良情绪的一剂良药，恰当地运用肢体语言，可能会使患者产生如沐春风的感觉，使其自觉愉快地接受、配合治疗。言谈话语中，要注意给患者以积极的暗示，切记不要用"不好说""没治了""希望不大"等消极语言。反之，很可能摧毁病人的治疗信心，甚至可能造成病人拒绝治疗、消极自杀心理。

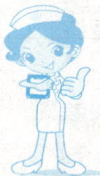

4

尊重患者和家属的知情权，耐心解释沟通

在工作中，好护士不仅有较高的专业技术水平，还应善于和病人交流，能够了解到有关疾病的健康知识，切实为病人解决实际问题，同时尊重患者的人格，维护患者的权力，善于把握患者和家属的知情权，做好耐心解释沟通工作。患者获取病情在很大程度上都是来源于护士，所以，如果护士沟通能力强，让患者更好地及时了解病情，就可避免患者情绪上的波动，有助于治疗的开展。

今年32岁的陈洁护士算是名"老兵"了，7年前，她调到某妇幼保健院妇产科上班，专门负责新生儿护理，每天的工作就是为十五六个婴儿做脐带护理、抚触、监测黄疸、洗澡，并指导父母带孩子，白天，除了吃饭喝水，她几乎没有休息的时间。

陈洁说，照顾婴儿，每一个环节都马虎不得。"就拿监测黄疸来说吧，每天我都要为婴儿进行四次黄疸测量，一旦黄疸超标，就得马上通知儿科医生进行相关检查和治疗。"

有一次，一个男婴吃完奶后，奶汁又顺着嘴角流了出来，这吓坏了婴儿的父母，以为婴儿的消化系统出了问题。陈洁见婴儿的母亲急得直流眼泪，赶忙安慰她："你们放心吧，这是因为婴儿的胃还没发育完全，许多刚出生的小孩都会出现这样的状况。"听到这里，婴儿的母亲脸上的表情轻松了许多。随后她又向陈洁咨询了许多关于婴儿护理方面的常识问题，陈洁一一作了回答。那名年轻的母亲边听边记录，临走时，拉着陈洁的手连声道谢。对于陈洁来说，这只是举手之劳，她说，年轻的父母在照顾孩子时没经验，我愿意当他们的老师，因为在我眼里，每个孩子都是"天使"，我希望他们都能够得到最好的照顾，在亲人的关爱下，健康快乐地成长。

患者知情权是指患者所享有的知悉自己的病情、医疗措施、医疗风险、医疗费用和医方的基本情况、技术水平等医疗信息的权利。与患者病情或与其医疗行为有关的信息，原则上都属于患者知情权的范畴。比如美国联邦法律规定，病人有权了解自己的病情，护士不能以任何理由隐瞒病情，病人对自己疾病的知情权将使他可以充分安排自己剩余的时间，处理好财产、遗嘱及其他相关事宜。在美国，85％以上的医学院校在第一年就设有医患沟通课程(必修课)，把和患者沟通当作一门学问。我国法律也有类似规定。一般情况下，患者的知情权主要包括以下几项基本内容：

(1)真实病情和用药情况了解权。即患者有权了解自己所患疾病的真实情况及其可能的发展趋势，以及医方诊断和相应用药情况，这是患者行使选择、决定或同意权的必要前提。

(2)治疗措施和治疗方案知悉权。患者应当知悉医方拟采取的治疗措施和医疗方案，尤其是当存在不同的治疗措施和治疗方案可供选择时，患者享有知道各种医疗方案或措施的优劣利弊，以及各种医疗措施的内容及其预想效果和改善程序等情况，以便于患者在充分了解和权衡利弊后作出适合于自己的相对最佳的选择或决定。

(3)医疗风险知情权。患者有权了解治疗措施、方案可能或者必然产生的危险，或者患者体质特异可能发生的过敏、排异、恶化和并发症、后遗症等其他损害后果，医疗措施成功的概率以及发生危险的预防处置措施等，进而为是否决定接受此项治疗措施奠定基础。

(4)医疗费用知晓权。即患者有权掌握自己就医所应当承担的各种医疗费用，含处方药品、手术中植入体内的医疗器械等项目的价格、用途和支出情况等，患者可以根据所需费用情况和自己的经济承受能力来选择自己可以接受的治疗措施和方案。

当然,归属于知情权范围的医疗信息并不限于上述所列,只要是能够影响患者在医疗行为中的选择、决定权的医疗信息,都应是患者知情权的内容。有的人在患重病后,因为不了解自己的病情,不清楚后续治疗和疗效,或期待值过高走向另一极端,陷入极度悲观之中而放弃治疗。病人迟早会知道自己的病情,越晚告诉病人越被动。患者及其家人,得到真实详细的病情后,才会决定是否接受治疗计划。因此,如何尽快告诉病人或家属真实情况就显得尤为重要。

在工作中,为体现以人为本,尊重患者的知情权,应建立和完善知情权的保障制度:一是公示制度,即应以一定的形式将有关医疗信息公之于众;二是公开制度,即面向医疗个案中的特定对象将与之相关的信息向患者开放;三是告知、披露制度,即主动将有关医疗信息向患者或其家属披露、告知和说明。在无纸化办公条件已经具备的情况下,医院应当根据具体情况制作专门的告知书,如病情告知书、治疗措施告知书、手术风险告知书、医疗费用告知书等,并提示患方认真阅读和进行全面详尽的解释。

另外,针对不同的患者,应采用不同的告知方式:①若患者系具有完全民事行为能力且神志清醒的成年人,医方一般情况下应直接向患者本人告知有关医疗信息;②若患者系未成年人、精神病人等无民事行为能力人,医方应向患者的监护人或法定代理人进行告知说明,无须向患者本人告知;③若患者因疾病丧失表达能力或不能正确表达意志的,医方应当向患者和其家属同时告知,不过在行使选择、决定权时,可考虑由其家属在征求患者本人意见后代其行使;④若系癌症患者或严重疾病患者,且自身的承受能力较差的,医方可以暂不告知患者本人,而直接告知其家属,以后再逐步委婉告知患者本人。这样既可保证患者的治疗效果,又可避免医患纠纷的产生。

总之,护患关系是对立统一关系。患者知情权的有效实现必须依赖于医方告知义务的履行,患者的知情权与医方的告知义务是相对应的,患者知情权的内容同时也是医方告知义务的内容。患者知情权实现的程度和质量依赖于医方告知义务的履行程度和质量。只有患者享受到充分的知情权，才能进而做出正确的选择，做出真实的意思表示，避免日后与医方发生纠纷。只有医方积极全面履行告知义务，才能使医患双方的关系变得和谐融洽，才能得到患者的理解和配合，医疗过程才能顺利进行。

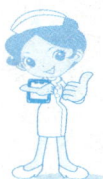

5

提供合适的娱乐活动，打发寂寞时间

在如今的社会中，人们适应了快节奏的生活，一旦生病住院就会感到寂寞难耐。对此，好护士可以为丰富病人的精神文化生活，给病人提供合适的娱乐活动。适当的活动可以增加神经细胞的稳定性，但不要过于激烈，防止发作摔伤，或出现事故，可以听音乐或画画等一些病人适宜的轻松活动。病人参加娱乐活动，可使心情，精神愉快，会有利于疾病治疗。

音乐是一种听觉艺术，是一种人类共有的语言。它来源于生活，为我们的情感服务。科学研究证明，听适合的音乐，可以优化人的性格，平稳人的情绪，提高人的修养品位，甚至有养生保健、延年益寿的神奇功效。医学专家通过大量的研究证明，人类需要通过音乐来抒发自己的感情，并从中受益。音乐可以调节人体大脑皮层的生理机能，提高体内生物的活性，调节血液循环和活化神经细胞。另外，音乐会使人体的胃蠕动更有规律，能够促进机体新陈代谢，增强抗病能力。

在医学上，有一个著名的"莫扎特效应"：当你听一曲莫扎特音乐之后，你的大脑活力将会增强，思维更敏捷，运动更有效，它甚至可缓解癫痫病人等患神经障碍的病人的病情。研究者证明，在 IQ 测试中，听莫扎特音乐的受试者得分比其他人更高。

1975 年,美国音乐界的知名人士凯金太尔夫人因乳腺癌缠身,身体状况每况愈下,濒临死亡的边缘。这时候,金太尔夫人的父亲不顾年迈体弱,天天坚持用钢琴为爱女弹奏乐曲。或许是充满爱心的旋律感动了上苍,两年之后奇迹出现了,金太尔夫人胜利地战胜了乳腺癌。重新康复后,她热情似火地投身于音乐疗法的活动,出任美国某癌症治疗中心音乐治疗队主任。金太尔夫人弹奏吉他,自谱、自奏、自唱,引吭高歌,帮助癌症病人振奋精神,与癌症进行顽强的拼搏。

德国科学家马泰松致力于音乐疗法几十年,在对爱好音乐的家庭进行调查后注意到,常常聆听舒缓音乐的家庭成员,大都举止文雅,性情温柔;与低沉古典音乐特别有缘的家庭成员,相互之间能够做到和睦谦让,彬彬有礼;对浪漫音乐特别钟情的家庭成员,性格表现为思想活跃,热情开朗。他由此得出结论:"旋律具有主要的意义,并且是音乐完美的最高峰。音乐之所以能给人以艺术的享受,并有益于健康,正是因为音乐有动人的旋律。"

如果你喜欢,你可以寄情于水墨丹青,让这些充满灵性的艺术瑰宝去抚慰你那伤痛的心。"琴书诗画,达士以之养性灵",寄情于水墨丹青之中,沉浸于那洒满墨香的氛围之中,笔走神龙,气韵畅通,你的心胸会顿觉舒畅,感受艺术的同时也是更好地感受生命。

美国有一位画家作过这样一个实验:他特地为一位癌症患者画了一幅《天上飞来的希望》的画。每当患者凝视这幅画时,那只正在波涛汹涌的大海上展翅高飞的海鸥便会使他心中升起信心和希望。医生曾断言说他活不过两年,可自从他试着每天去欣赏这幅画后，他的病竟然慢慢好转。

无独有偶。另一个以画治病的故事更有趣。据传，南北朝时郡阳鄱王爷被齐明帝所杀后，其王妃悲痛欲绝，整日茶饭不思，终于一病不起。试过了各种妙方，尝遍了天下良药，仍不见好转，最后，其兄请来一位画师为鄱阳郡王爷作了一幅画像。画师深知王纪之病为相思病，经过一番冥想之后，便作好一幅面密封后转交给王妃，并让人转告她说，有人曾偷画王爷像，要王妃派亲信以高价赎取。亲信取回后，王妃展开一看，当即勃然大怒，从病床上一跃而起，大声骂道："这个老色鬼，早该千刀万剐！"原来，画上画的是郡王爷生前和一宠妾在镜前调情的丑态。可说也奇怪，王妃的病竟然从此日渐好转，最后竟然奇迹般康复。

作画可以让人沉浸，抛烦恼于脑后；观画可以让人宠辱皆忘，愉悦身心，获得一个美好心境。在现代快节奏的生活中，不妨在家中挂上几幅清丽典雅的字画，在闲暇之余细细品味，可让人赏心悦目，获得一份清净，于身心健康十分有利。

总之，轻松的娱乐活动对于稳定患者情绪、驱散孤独、改善症状都起到促进作用，对患者增强适应社会能力，日后回归社会都将起积极作用。护士在工作中把关爱元素用娱乐欣赏方式融入到具体项目中，让患者体验到欢乐，更有利于患者健康。

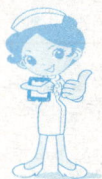

6

让患者有家的感觉，精神舒适

　　病人住院后在日常生活上往往受到许多限制。作为护士，如果因治疗的需要，病人的自由受到限制时，应告诉病人或家属，一切从理解病人、方便病人角度出发，在病房设施上、环境布置上以整洁、安静、安全、便利为原则，为病人创造如家一样温馨的感觉。

　　"以前总是按了铃护士才来，没想到这次住院，我也有'私人护士'了！"在合肥市某医院住院的彭奶奶对照顾她的小护士直竖大拇指。自开诊以来，某医院遵循"以病人为中心，满足病人需求并超越病人期望"的服务理念，创新护理服务模式，推行星级管理，积极开展许多特色和便民服务，营造医护安全文化氛围，为病人提供了充满人文关怀的优质护理。提供的服务内容更是面面俱到：主动指引、指导患者就医，实现进门有人迎、挂号有人导、就诊有人接、住院有人送、困难有人帮。全程陪同老、弱、残、无助患者就诊、检查和住院；帮助病人办理入院手续，并护送病人到病区；承担各类病人的分诊、咨询、宣教、接听电话；提供便民服务，例如轮椅、平车、一次性水杯、纸、笔等。导医流动岗服务时间很长，从早晨七点半一直到晚上的八点钟，在患者就诊集中的时间里，都能看到她们的身影。

　　"我到某医院来看病，就是冲着他们良好的医疗护理服务来的。"一位病员不无感慨地说。无缝护理服务方便了广大患者就诊，减少了病人到处自行找问现象，节约了病人看病时间，使流程更加合理，给患者家的感觉，让患者精神舒适。

现代社会讲究以人为本，其实以病人为中心就是以人为本的一种体现。当我们护士工作困惑时不妨换位思考一下，当我们生病住院时，自己的感受是什么？是害怕是恐惧？我们需要的是什么？其实并不是多么豪华的房间、多么高档的消费、多么舒适的享受，我们需要的只是一份关怀、一份信任、一份安全，也许一个微小的举动、一句暖暖的话语、一个不经意间微笑，都可以带给病人无限的力量。因此，以病人为中心不是华丽的语言，不是动听的音乐，不是虚伪的动作，更不是绚丽的表演，它只是实实在在的行动，是真正地为病人营造家的感觉。比如，护士可以营造温馨病房，每间病房张贴温馨提示句，图文并茂，包括有床单位用物放置小贴士、安全须知等，这些行为虽然不起眼，却能给人精神上的放松和愉悦。

"你的幸福我的心愿，你的健康我来实现"……在某医院，类似这样的温馨标语随处可见。医院的医护人员们是这样承诺的，也是这样实践的。

"我刚才给小李量体温，他对我说了声'谢谢'！"一天，内二科护士陈小佳激动地对护士长钟永红说。小李是一名战士，2009年1月，由于右膝关节疼痛严重，小李带着沉闷的心情走进某医院。在门诊部，热情的导医对他笑脸相迎，在询问基本情况后，领着他挂号、找医生。医生热情招呼他坐下，递过一杯热气腾腾的茶水，用兄长般的口吻，详细询问他不适的时间、反应等。通过各项检查，结果令人吃惊，小李患的是一种恶性肿瘤——骨肉瘤！骨肉瘤在原发性恶性肿瘤中占据首位，恶性程度极高，一般在数月内会向肺部转移，患者截肢后 3～5 年内的存活率仅为 5%～20%。得知病情的小李情绪非常低落，对关心他的医护人员和病友冷若冰霜。内二科针对小李的特殊病情和特殊心情，给予了特别关心。他们不仅邀请地方资深专家为他会诊，更为他送上亲人般的关怀与温暖。一天深夜,内二科的病员已经进入梦乡,整个病区静悄悄的。这时,值班护士甘翠芳在巡视病房时,听到一阵阵微弱的呻吟声,她马上循声来到小李的病床前。昏暗的灯光下,只见小李辗转不停,表情痛苦。甘翠芳用手摸小李额头,烫!一量体温,达到 39.5 摄氏度。甘翠芳用温水浸湿毛巾后敷在他的额头,每隔一会儿重新浸湿再敷,还替小李擦干汗湿的身子。待小李高烧退后,她又换下被汗湿的床单和衣服。忙碌 1 个多小时后,小李安然入睡了,而甘翠芳已经汗湿衣背……

这种情况对内二科医护人员来说,早已是家常便饭。他们坚持"真情与热心并存,真爱与细心同在"的服务理念,用细心照顾小李、用热心感化小李。护士长钟永红煲好汤,一勺一勺喂他;护士谢金燕给他讲励志故事和医疗奇迹……小李终于被打动了,开始积极配合包括化疗在内的各种治疗。他说:"医院给了我家一样的温暖,大家给了我亲人一样的关怀。我一定开心过好每一天,不让关爱我的人失望!"

想想看,病人把生命都托付给了你,这是何等庄严、神圣啊!病人相对于医院来说,他们是弱者,他们需要爱、鼓励和帮助。让我们站在病人的角度,想想假如我是病人,我渴望什么?假如我是一个病人,首先是想得到家人及朋友的关心、支持,选择一家信得过的医院,宽敞的医院充满着和谐与温馨,整洁舒适的环境能驱散我心中对疾病的恐惧。假如我是一个病人,我希望护士、医生都带着春天般灿烂的微笑,它能融化一座座病魔的冰山,能安抚一个个无助的心灵,能增强我战胜疾病的信心。因此,我们护士要站在患者的立场上思考,才能更加明白患者需要什么,我们才能有针对性地帮助患者,医患之间才能更好地沟通。医患一家亲,不仅有利于疾病的恢复,更利于护患关系的改善。护士精心细致的护理,对病人来说像无声的春雨、甜蜜的甘露滋润着患者如在冬日的身心,让他们能感受到天使带来的春天般的气息。

第五章

作风严谨,操作规范:严格执行护理规章制度

护理工作是一门精细的技术。好护士要一步一个脚印、踏踏实实地去做,不怕麻烦,不怕辛苦,一丝不苟贯彻执行各项护理技术操作规范才能体现出护士的综合素质水平,赢得患者及家属的信任,建立高标准的护理水平。

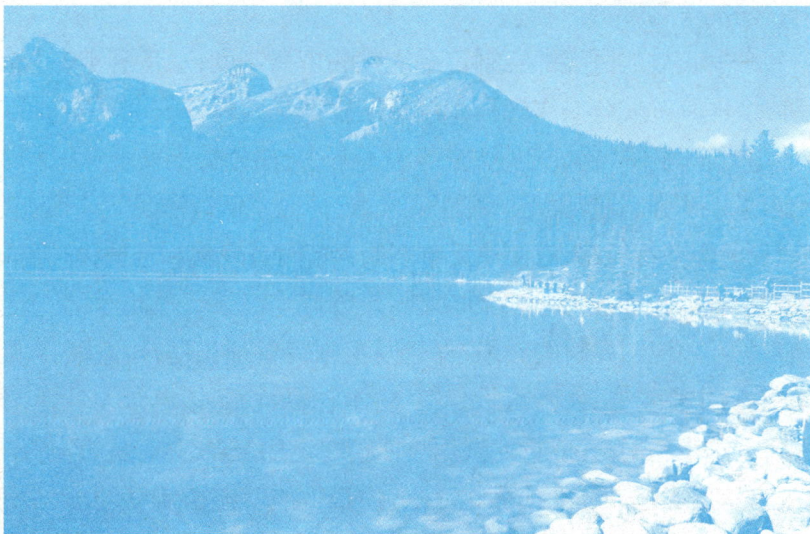

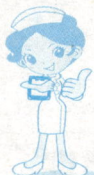

1

遵守护理制度,以高标准要求自己

在工作中,依法护理,按章办事,既是确保护理质量提升的"法宝",又是维护护士和患者双方利益的有效手段。我们要明确护士的权利、义务等与工作密切相关的卫生法律规范,履行护士职责,时刻牢记护理是高风险的工作。在对病人进行护理时认真、细心,对自己的行为负责,以法律为准绳,严格要求自己的言行,遵守医院的规章制度。这不仅能体现护士的综合素质水平,提高工作效率,而且能很快赢得患者及其家属的信任,提升医院的美誉度。

每一家正规的医院都会制定系统化的规章制度,这是落实安全责任的保障。医院的安全操作规程和规章制度都是为保证安全平安顺利的,然而,由于管理不严格,制度措施落实不下去,部分护士安全意识和遵章守纪自觉性不强,处置异常情况图省事、走捷径,"低级错误"成习惯,对老毛病、坏习惯熟视无睹,致使违反制度的事情时有发生。这是我们要高度警惕的情况。比如,在护士工作中,一般要遵守以下管理制度:护士长全面负责物品、药品、器材的领取、保管及报损等管理工作,建立账目,定人分类保管,定期检查,做到账物相符;贵重、抢救物品指定专人管理,贵重物品每天清查核对,一般物品根据具体情况定期清点,如有不符应查明原因;凡因违反操作规程而损坏物品的,应根据医院赔偿制度处理;管理人员应掌握各类仪器的性能和使用要求,注意保养,提高使用率;借出物品必须办理登记手续,由经手人签名;重要物品经护士长同意后方可借出,抢救器材一般不外借;护士长调动时必须办好移交手续,交接双方共同清点并签名;医疗器械由专人负责保管,督促和协助设备科定期检查、保养、维修,保持性能良好;建立仪器操作程序卡,使用时,必须了解器械的性能,严格遵守操作规程,用毕妥善消毒、保管;精密仪器必须指定专人负责保管,用毕由保管者检查后签字。

作为一名好护士,要认真贯彻执行各项护理技术操作规范和疾病护理常规,各种护理服务必须符合护理质量标准,符合护理职业道德,符合患者需求,以高标准来要求自己,保持严谨的工作作风。高标准主要是对护士工作目标的要求。高标准并非高不可攀,但也不是伸手可及的,只要我们严格要求并付出艰苦的努力就可达到。

> 记得在一本杂志上看到过一段发人深思的对话。在中国"神五"载人飞船发射成功,中国人几千年的飞天梦想终成现实时,一位美国人对中国的一位管理大师讲:"你们中国人非常了不起! 但我不明白,你们中国人能将载人飞船送入太空并安全返回,为什么经常连一个简单的螺丝钉都做不好呢?"那位大师的回答是:"中华民族是非常优秀的民族,只要一咬牙,就没有做不到的事情,不过在做螺丝钉的时候忘了咬牙。"

管理大师无疑是充满智慧的,他的回答既道出了中国人只要集中精力,团结起来就能办大事的长处,又道出了我们中国某些做事马马虎虎的短处。实际上做不好一个简单螺丝钉的原因有两个:一个是没有高标准,二是态度有问题。即有了标准,却没有严格按标准行事,没有严要求,所以才会导致一些细节的忽略。

> 有这样一个故事,讲的是美国空军在向供应商订购降落伞

时,供应商只能保证降落伞合格率达到 99%,这意味着 100 名空降兵中就要有一名可能因为降落伞无法打开而遇到危险。虽然空军一再要求合格率要达到 100%,但是供应商强调按照制作标准,合格率最高只能达到 99%。后来美国空军在与供应商的谈判过程中提出,可以接受降落伞合格率只有 99% 这一标准,但要求在每次供货验收时,供应商必须随机挑选一个降落伞从飞机上跳下去做实验。这一要求提出后,供应商立即采取措施,把降落伞的合格率提高到了 100%。

这个故事启示我们护士,没有对高标准的完美追求,就不会有完美的结果。获得成功的方法只有一个,这就是以高标准来要求自己。只有这样,才能锻造一个人的品格,充分地发展他的特性。所以,要做一名好护士就该下定决心,严格要求自己,做好每一项工作。一个人对待工作的态度不同,取得的结果亦不同。凡是以糊弄的态度对待工作,结果就是糊弄自己。相反,若以高标准的态度对待工作,就会取得圆满的结果。在护士工作中,拿出你的责任心和认真负责的工作态度去把护理工作做到高标准严要求,护士在临床工作中遇到的各种问题就能迎刃而解。这将是你迈向更高起点的保证。

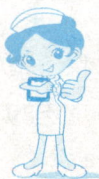

2

谨慎小心,培养严谨细微的护理风格

生命第一,谨慎小心是每一位从事医疗行业尤其是从事临床的医务人员及护士都要重视的事情。护士工作，一是一，二是二，一分不可多，一分不可少，来不得半点"差不多"，需要的是像小数点一样精确的概念，需要的是精之又精、细之又细、准之又准、严之又严的工作作风，需要的是从细微之处着手，从一点一滴做起，一丝不苟地落实规章制度，把手中的活做精、做细、做实。只有如此，才能发现细小的隐患和"瑕疵"，也只有杜绝"差不多"的思想，才能使隐患无处藏身，才能实现护理安全，才能促进护患关系和谐稳定。

据说在日本，河豚被奉为"国粹"，河豚肉质细腻，味道极佳。这种鱼的味道虽美，毒性却极强，处理稍有不慎就有可能致命。在中国，每年因吃河豚中毒、死亡多人；但同样是吃河豚，在日本却鲜有中毒、死亡的事情发生。日本的河豚加工程序是十分严格的，一名上岗的河豚厨师至少要接受两年的严格培训，考试合格以后才能领取执照，开张营业。在实际操作中，每条河豚的加工去毒需要经过30道工序，一个熟练厨师也要花20分钟才能完成。但在中国，加工河豚就像做普通菜一样，加工过程随随便便，烹饪过程也没有太多的工序。加工河豚为什么需要30道工序而不是29道？这个不是每个人都知道的，但我们知道日本很少有人因吃河豚而中毒，原因就出在工序上。可见，日本人将严谨细微落实得十分到位，经过30道加工工序后，河豚肉不仅味道鲜美，而且卫生无毒害。

日本河豚的故事启示我们，护理工作做到安全无忧，重要的是要有严谨细致的作风。护理工作要一步一个脚印地、踏踏实实地去做，不怕麻烦，不怕辛苦。我们护士只有具备严肃谨慎、一丝不苟的态度，才能把护理做好。

产妇康某,因分娩在某医院进行剖腹产手术。器械护士李某为图省事,在该手术关闭体腔前及术后未对手术器械进行认真清点,致使一把16厘米长的弯血管钳被遗忘在病人腹腔中。在忍受两个多月的剧烈痛苦后,康某因弯血管钳刺破小肠,大量肠内物溶入腹腔,引起弥漫性腹膜炎,经抢救无效死亡。

这个案例中,医生有不可推卸的责任,护士亦有重大的责任,由于护士的疏忽和不严谨的工作态度,没有发现手术器械缺少,导致又一个生命离开了我们。一般来说,临床工作中因护理不当引发医疗事故争议主要存在下列因素:第一,缺乏责任心。护士因护理不周到,观察患者不细心,不按时巡视病房,未能及时发现患者病情变化。第二,安全意识不强。对行动不能自理、神志不清、昏迷、年老体弱的患者,没有认真执行护理规则。第三,工作交接不清。由于交接班不仔细,不执行床边交接班制度。第四,护士不认真执行医嘱。抄错医嘱,碰到疑难问题不请示,在护理操作中未认真执行"三查七对"而导致加错药。第五,护患沟通缺乏。护士在治疗过程中,未向患者做好解释。

一天上午11时30分许,李婆婆带着3岁半的孙儿牛牛,来到某市五医院急诊科注射室。据牛牛的父亲许先生事后讲,因为肺炎的缘故,一个多月以来,牛牛常常要到医院打针。准备为牛牛打针的,是急诊科的护士康娣。"一进来的时候,娃娃就哭着。"康娣事后回忆,李婆婆从药房拿来的药是喜炎平,要从屁股的地方打针。"由于平时就有给小孩子打针的经验,我在准备药物的时候,就让陪同牛牛的奶奶将娃娃的双脚夹住。"当时李婆婆坐在一边,她坐在另一边,被李婆婆抱着的娃娃居中。然而,就在康娣准备给娃娃打针的时候,意外的情况却发生了。"当时她(李婆婆)紧紧抱着牛牛的上半身,娃娃的脚却挣脱了。"康娣说。"娃娃害怕就挣扎了一下,不小心踢到了护士的肚子。"李婆婆说。

一般情况下,护士肚子被小孩踢一脚,往往不会有什么事。但让双方都紧张的是,护士康娣的肚子里,已经怀着26周加5天的孩子。孩子的预产期,在12月中旬。被牛牛踢到肚子后,康娣觉得有些不适,隐隐作痛。当时就让李婆婆陪同,拍了彩超。"通过彩超检查,康娣腹部局部压痛,估计有点挫伤,但子宫、胎盘都没有异常。"某市五医院妇产科副主任医师李兰介绍,康娣需要住院观察三天,之后再进行彩超复查,以确认是否有异常情况。

之后,康娣决定住院观察,李婆婆一家为其垫付了330多元的费用。"起初,我们觉得,既然是娃娃踢到了肚子,家长应该负责。"康娣方面提出,李婆婆应当支付医疗费用。不久,牛牛的父亲许先生接到电话称,330多元还不够住院的费用,要求牛牛家属支付后续费用。

"为什么要我们来负责?"得知情况后,许先生一怒之下找到医院,拒绝支付更多的费用。"前晚回家后,我们觉得之前垫的300多元都不该给。"许先生和李婆婆均表示,对之前垫付的300多元"反悔了"。"事发时护士穿着大褂,是否怀孕根本看不出来。"许先生认为,作为给娃娃打针的护士本身就应该晓得娃娃要动,她又怀孕了就应该做自我防范,这个不该是我们的责任。经过双方协商,院方退回了之前垫付的费用。

护士在为患者做任何的治疗时都要谨慎,这体现着一名护士最难能可贵的一项职业素质。因为这既能保护患者,也能保护护士自身。因此,护士必须培养严谨细微的护理风格。根据一般工作规律、程序和内容,定岗定责,使每个护士在护理管理中明确自己的任务和责任。使得人人参加管理,人人有专责,工作有要求,检查有标准,有条不紊,保证每日工作的正常次序及护理项目的全面落实,形成一个严密的护理管理系统。

此外,我们护士还要重视加强护患沟通,建立良好的护患关系。护患双向沟通,良好护患关系的建立可以使患者更愿意配合护理工作,从而有效减少工作中的护理纠纷。及时与患者交流,了解患者心理动态,告知患者和其家属有关药物及各项检查的注重事项和副作用,使患者和其家属了解自身治疗方案。在进行各种特殊治疗及检查前,要患者或其家属签署知情同意书,保存在病历中。在各项检查及操作前,再次做好相关解释,及时聆听患者主诉,观测有无异常现象,在护理病历中具体记录检查及治疗的时间、经过,有无不良反应的发生,并做好交接班工作。从而有效减少工作中的护理纠纷。

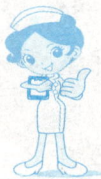

3

根据患者的病情轻重,确定护理级别

护理级别是根据对患者病情的轻、重、缓、急及其自理能力的评估,按照护理程序的工作方法制定不同的护理措施及遵医嘱给予不同级别的护理。我国将护理级别分为特级、一级、二级、三级,特级护理要求最高,三级护理要求最低。分级护理制度是按照国家卫生部统一制定的分级护理标准和要求,对不同病情的患者,实施相应的护理和照顾的制度,它明确规定了各护理级别的病情依据和临床护理要求,对临床医疗护理工作及管理起着规范性的作用。

1.特级护理(专护)

(1)设专人护理,严密观察病情,备用急救药品、器材,随时准备抢救。

(2)根据病情制订护理计划,严密观察病人的生命体征变化,做好重症记录,准备记录液体出入量。

(3)认真细致地做好基础护理,严防各种并发症。

2.一级护理

(1)病人严格控制卧床休息。

(2)制订护理计划,做好护理记录。

(3)严密观察病情,每15~30分钟巡视病人一次,定时测量体温、脉搏、呼吸、血压等,并观察用药后的反应。

(4)保持室内清洁、整齐、空气新鲜。加强基础护理,预防并发症。

(5)做好饮食管理和生活护理。

3.二级护理

(1)病人卧床休息,根据病情可做适当床上或室内活动。

(2)注意观察病情和特殊用药或治疗后的反应,每1~2小时巡视病人一次。

(3)做好基础护理,预防并发症。

(4)生活上给予必要照顾。

4.三级护理

(1)每日测体温、脉搏、呼吸两次,掌握病人的病情、思想情况。

(2)每日巡视病人两次,指导病人生活、饮食等。

护士应按等级护理要求为病人服务,住院病人的病情千差万别,生活自理的能力也各有不同。为了对不同病人给予不同的护理和照顾,按照国家原卫生部统一制定的分级护理标准和要求,对不同病情的病人,实施相应的护理和照顾。护士应按照等级护理要求为患者服务。一二级护理的病人床头要有标记,定时巡视,护士做到九知道(床号、姓名、诊断、病情、治疗、饮食、护理措施、心理状态、特殊阳性结果)。同时,护士要按分级护理要求,做好老年病人、小儿、危重、大手术后及卧床病人的生活护理。做到"六洁":口腔、头发、手足、会阴、肛门、皮肤清洁;"三短":头发、胡须、指甲短;"三无":无压疮、无烫伤、无坠床;"四及时":巡视病房及时、观察病情及时、报告医生及时、处置抢救及时;"一保持":保持各种导管位置正确通畅,及时消毒,按时更换;要定期为病人洗头、洗脚、擦澡、口腔护理、会阴冲洗等。

需要指出的是,我国的分级护理制度规定,由医生根据患者病情来决定护理级别,并以医嘱形式下达,护士根据护理等级为患者提供不同的护理服务内容。但当护理级别与该患者病情有差异时,护士也只能遵照医嘱去执行,不能与患者的实际护理需求相一致,护理级别与患者实际需求不符,造成医护脱节,严重影响了护理质量。调查显示,约90%的护士反映,由于护理级别与患者的实际护理需求不一致,护士据此进行护理难以满足部分患者的真正需求。护理分级不合理,护理级别不能随患者病情变化作出及时调整等均会影响临床护理排班,造成护理人力资源的浪费。例如,一级护理的患者病情好转后,应当实施二级护理,但由于医嘱未及时更改,护士还机械地执行医嘱,这样就增加了护理工作量,浪费了护理人力资源。

此外,由于我国目前对临床医生没有进行系统地护理专业知识培训,分级护理本身又没有一个相对客观、具体的分级依据,医生不能很好地界定特级护理和一、二、三级护理,往往依据主观感觉或经验确定护理级别。医护间对护理级别的界定认识不一致,导致医嘱下达不规范,给护理工作及患者带来了许多负面影响。随着社会的发展,人们的需求不断提高,法制观念逐渐增强,患者及其家属对医疗卫生服务的质量越来越重视。护理分级不当、护理措施实施不到位、患者的护理需求不能得到及时满足等会带来一系列的医疗纠纷。这些都是护士在工作中需要注意的问题。

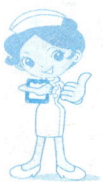

4

遇事有条理，急而不慌，忙而不乱

从事护士工作的人都有一个切身体会，就是在工作中经常遇到一些急事。比如突然发生了急救事件等，作为护士人员务必要遇事不慌，处变不惊，沉着果断，要善于区分轻重缓急，急事急办，特事特办，有条不紊，忙而不乱，绝不能因为事急而眉毛胡子一把抓。护士要对手头的工作按照紧急重要、紧急非重要、重要非紧急、非重要非紧急的序列排一下，你就会很清楚应该先做什么再做什么。

一次，某医院内科接诊了一位消化道大出血的病人。入院时患者面如白纸，脉搏细弱，血压极低，四肢厥冷，呈休克状态，并不时有柏油样便排出，身上散出强烈的腥臭味，患者的生命危在旦夕。刻不容缓，一场与死神博弈的战斗即刻打响：给氧、建立二路静脉通道、扩容、止血、输血、升压……这一系列的急救措施，医护人员沉着冷静、迅速有序、密切配合着进行，分秒必争的抢救为患者赢得了宝贵的时间。随着血液和药液一滴一滴输入患者体内，看到监护仪显示屏上缓缓回升的血压，渐渐有力的心跳，逐渐转温的肢体，表明生命迹象在好转，在场的医护人员终于松了一口气。但值班的护士仍未放松警惕，密切监测着他的一切生命体征，直到出血完全止住，患者转危为安。听到患者家属发自肺腑的感激不尽的话语，医护人员感到欣慰的同时，一种职业的自豪感不禁油然而生。

　　我们护士的工作对象,是有血有肉的人,可以说,我们的一举一动、一言一行都关系他们的身心健康和生命安全。我们不仅要有博大的爱心、高度的责任心,面对病情凶险的患者,更需清醒的头脑,快速的反应。护士工作的一个显著特点就是事情特别杂。如果我们往往只凭热情,碰到什么就干什么,想干什么就干什么,工作没头绪,缺乏系统性和计划性,没有基本的思路,没有统筹安排,如此一来,容易造成该干的活没干,该办的事忘记办,该检查落实的没检查落实,从而贻误事情,给工作带来被动。因此,护士遇事要沉稳不慌张,有条不紊,方可赢得病人的信任。

　　护士要有严格的时间观念。护士为有效抢救生命,不仅要掌握过硬的急救技术,对时间的要求也是非常严格的。特别是在急救中,争取了一分钟时间,可能就会从死神手中争夺回一条生命。人的时间和精力是有限的,但每天我们要处理的事情又很多,你会对突然涌来的大量事情手足无措。而工作是有轻重缓急之分的,所以,我们有必要对工作的先后次序去定一个标准。确定工作的优先次序有两个途径:根据重要性或者根据紧急性。最没有效率的人就是那些以最高的效率做最无关紧要的事的人。如今,时间管理能力已经成为衡量优秀员工的重要准则,得到了越来越多人的重视。我们要把时间用在刀刃上,就是利用最佳状态去办最难和最重要的工作,这将使你的工作效率在无形之中得到提高。因此,我们护士可以每天上班前做一张工作计划表,把当天需要完成的事情列出来,做完一项划掉一项,当天需要完成的不要推到第二天,加班也要逼自己完成,这样就会使自己的工作思路很清晰,不会一团忙乱毫无头绪。

　　因此,要当好护士,就要在平时培养自己雷厉风行的干练作风,动作敏捷规范,判断情况准确,处理问题果断利落。那么,在争分夺秒的紧急抢救中,你平时练就的雷厉风行的工作作风,就能发挥抢救生命的重要作用。护士在工作中不要畏难,应该竭力避免拖延的习惯。假使对于某一件事,你发觉自己有了拖延的倾向,你应该迅速行动,不管事情如何困难,立刻动手去做。这样久而久之,你自能消灭拖延的倾向。拖延是行动的天敌,行动是拖延的克星。要做,立刻去做! 这是改变拖延习惯唯一的方法。多拖延一分,就足以使事情难做一分。所以,护士不仅要具备扎实的理论知识、娴熟的护理技能,还要有雷厉风行的工作作风。

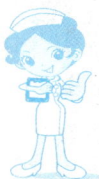

5

主动巡视病房,密切观察病情

临床护理观察是护士工作的主要内容,也是护理专业向纵深发展的重要组成部分。由于病人的需求有直观性、潜在性、阶段性、情绪性等特点,因此,护士只有主动关心病人,想病人所想,急病人所急。一个好的护士必须要培养自己主动护理的意识。这是护士良好的职业素质、高尚的职业道德水准和丰富的护理知识的体现。

在工作中,主动性和被动性是护士工作的两种服务意识。护士所表现出的主动性不是盲动,而是通过制定及时、正确的决策,采取良好的工作方法,使各项工作井然有序地进行。护士工作中所表现出的被动性是指在工作中消极懈怠,"推一下,走一步",遇见矛盾和问题就绕开的工作态度。在护理工作中,有的护士拖沓疏忽,思想上不够重视;也有一些人,遇到问题后不是主动去解决,而是想方设法遮掩、逃避,这种精神状态,也很容易使他们的工作陷入被动。比如某医院护理部要求,需一级护理的病房要隔半小时巡视一次,需二级护理的病房要隔一小时巡视一次。在实际工作中,有的护士对巡视病房的内容弄不清楚,因而对病人的病情或治疗等情况常常是视而不见。在临床上,有的护士这样认为:"如果主动给病人换液体,病人有时还不乐意,非得等液体滴干净了才允许换。真不如等病人家属来喊时再去。"这实质上是一种被动的工作态度。久而久之,如果这种习气蔓延开来,不仅会给患者带来身体和心灵上的伤害,使患者产生不满,更重要的是,对医院造成的影响更是无法估计。

1999 年,24 岁的罗某因精神受到刺激被送往某精神专科医院治疗,被诊断为"急性精神病症",医嘱为精神科特护,也就是需防其冲动、需要巡视。住院当晚,因罗某拒绝服药打针,护士用保护带将其绑在床上。被绑的罗某后又吵又闹,医师就给其注射了 10 毫克安定。次日早晨 6 点 10 分,罗某被发现时已经死亡。经查,罗某的死是被同室 39 岁的精神病人唐某扼颈机械性窒息死亡。经司法精神病鉴定,唐某实施违法行为时丧失辨认、控制能力,无责任能力。医院出具的特护记录显示,杨某的前一班护士对罗某都有详细且明确的护理记录,但从当晚一点半杨某接班以后,就没有任何关于对罗某的护理记录,杨某一晚上都没有对罗某进行过巡查,也没有按规定护理。因而发生事故。

严格执行护理制度,加强巡视病房,是护理观察的基础。护士应按照护理级别巡视病房,养成勤于巡视、善于发现问题的习惯。在工作中,护士可运用普遍观察、重点观察、随机观察的方法对患者进行直接和间接的观察。直接观察是指观察者亲眼所见的情况,由此获得的资料较为真实可靠。间接观察是指由患者主诉或他人代诉所了解的情况,需要经过分析判断才能获得结论。普遍观察即利用视、听、触、嗅、问、量的方法全面巡视观察科室的所有患者,要求护士通过巡视观察和查看有关记录了解患者的病情、卧位、皮肤、各种管道、明显的心理问题等,做到对患者的总体情况心中有数。重点观察即将危重患者、新入院患者、特殊检查患者、手术患者以及病情变化的患者列为重点进行巡查。随机观察一是利用下病房治疗护理的机会,主动询问和观察患者;二是在患者呼叫时随叫随到认真观察。随机观察是普遍观察的重要补充,不能忽视。

一位突发心脏病的患者住在一个六人间的病房里。当日，一名护士给病房中一名患者打针输液，完事后并没有马上离开，而是习惯性地问了一下其他人有没有不舒服的感觉。当时其他人都用不同方式回答说没事，只有一名病人侧卧不动，没有任何反应。该护士立刻绕到病人面前，发现他口唇颜色灰白，眼神萎靡不振，一摸脉搏，非常微弱。她忽然想起这名患者有心脏病史，于是立即为其输上氧气，帮助病人平卧，同时用呼叫器让另外一名护士汇报科主任。赶到现场的科主任，迅速找来同楼层的心脏内科医生。就在科主任去找心脏内科医生的同时，护士搬来心电图检查设备。心脏内科医生查心电图，显示患者严重的心肌缺血。医生立即为病人服药和静脉输液。用药后病人很快好转。辛亏那位护士打完针没有迅速离开，而是顺便问问大家的情况。要是等到一小时后再去探望，他很可能已遭遇不测。

主动巡视病房，观察病情是一名好护士的重要品质。病情观察关系着患者的安危，护士的能力、水平、经验往往能在护理观察中体现出来，护士通过敏锐的观察，可及时发现病情变化，使患者得到及时处理而转危为安。护士值班时，无论在护理站还是在巡视病房的过程中，对听到的不同声响必须立即循声去观察了解，切不可随意放过，如听到尖声或沉闷的喊声，有可能是患者出现意外或病情突然发生变化；听到重物落地声，常提示有呼救的可能；听到暖瓶、水杯等物品的异常声音，可能是患者生活上需要协助而又不愿呼叫护士帮助。对没有陪护的病房，声响的观察更为重要。夜间患者安静入睡后，表现为心跳血流减慢、心肌收缩力降低，此时往往是心血管病患者容易发生病情变化的时期，因此对危重或有心脏疾患的患者要格外注意，防止无力呼救而耽误病情。患者入睡后，呼吸是极为重要的观察指标，应根据呼吸的快慢、幅度大小、节律等是否规则进行判断。每晚熄灯前应与医生一起逐个巡视患者。早上对于该起床而没起的患者要上前查看是否病情有变化。这也是护士"以患者为中心"理念的一个体现,同时也会使患者对护士产生信任感和安全感,并有利于患者的康复。

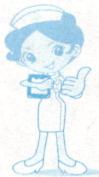

6

做好交接班,保证护理工作的连续性

交接班制度要求护士做好每天交接班工作程序和工作基础要求,做好交接班工作是保证临床医疗护理工作连续性的重要措施。护理工作具有工作环节多,操作多,交接多,技术性强,服务要求细,时间连续性强的特点。护士交接班工作是护理工作的一个重要部分,也是易发生护理缺陷的环节之一。科学、完善、规范的交接班模式有利于医疗护理工作安全,提高患者的满意度。

一天上午,有名女患者走进护士站,拉着脸,语气生硬地说:"早上的药你们没人发吗?"护士便赶紧问她:"您早上是不是不在病房里? 可能您不在,所以,夜班的护士就没有把药发给您。"说完便赶紧把药核对后发给她,只听见她边拿药,边嘴里嘟囔着表示不满,于是护士又解释了一次,并告知如果发药时间她没在病房,回来时请及时告知护士并拿药。她听是听明白了,但仍是一脸不高兴地离开了护士站。

一般情况下,我们都觉得这样跟患者沟通已经做到位了,至少我们已经解释得很清楚。而这一切都被一旁的护士长看在眼里，患者离开后她便分析说："不对，这个病人心里肯定还有别的不满的事，否则跟她解释清楚了，一般病人肯定会改变态度，我得跟她去沟通一下，否则她心里藏着不满，我们进行各项操作也会不顺利的。"说完，她就去病房了。大概过了二十多分钟，只见护士长笑盈盈地回来了，说："果然没错，这个病人对医生的治疗方案有点意见，我又详细地告知了她的病情以及治疗方案，还有药物作用以及平时的注意事项，病人听了后表示很满意，态度也转变了。"接着她对值班护士给出了建议："交接班要详细，对于发药时病人不在，而没把药发给病人的，下一班的同志在病人回来时要及时发出，而不要让患者自己来拿药，减少漏发药或病人不满的情况。对于已经心里有意见的患者，我们要及时询问清楚，解决问题。"

交接班制度的目的是保证临床医疗护理工作的连续性，预防事故的发生。在工作中，护理晨会交接班是临床护理工作中的一个重要环节，对保证临床护理工作质量起着举足轻重的作用。细致的交接班，能准确地反映病人的病情变化和需求，并使有待解决的问题在下一个班次得到落实，对需要重点护理的病人和每个病人的护理重点做到心中有数，加强护理，从而提高护理工作质量。

交接班要求交班者在交班前完成本班的各项工作，按护理病历书写规范要求，做好护理记录。交班者整理及补充常规需用的物品，为下一班做好必需用品的准备，交接班必须按时。接班者提前到科室，完成各种物品清点交接并签名，阅读重点病人(如危重、手术、新病人等)的病情记录。交接班必须做到书面写清、口头讲清、床前交清。接班者如发现病情、治疗、器械、物品交待不清，应立即询问。接班时如发现问题应由交班者负责，接班后发生问题应由接班者负责。接班交班者双方共同巡视病房，注意查看病人的病情是否与交班相符，重危病人的基础护理、专科护理是否符合要求以及病室是否达到管理要求等。特殊情况者，如情绪、行为异常和未请假外出的病人,及时与主管医生或值班医生联系,并采取相应的措施,必要时向院部汇报。除向接班护士口头交班外,还应做好记录。

某日晚上,一位患儿输液巡视卡上共有四瓶液体,在每次接瓶后必须签上护士名字表示已执行。但其中一组接瓶后当班护士未及时签名,由于当时病人较多,加上在交接班时未向下一班护士交待说明。待输液完毕,患儿家属发现巡视卡上有一组液体未签名,从而质疑护士未给患儿用此瓶药,引起不满而投诉。可见护士交接班时要做到"三清",尤其是床边交清。

交班方式一般包括书面交班、口头交班、床边交班。交接班时,要做到书面交班写清楚、床边交班看清楚、口头交班讲清楚。交班内容包括:病人动态,包括病人总人数,出入院、转科、转院、分娩、手术等人数,重危病人、抢救病人、一级护理病人、大手术前后或者有特殊变化的病人及死亡等情况。病人病情,包括病人的意识、生命体征、症状和体征、与疾病密切相关的检查结果,治疗、护理措施及效果(如各种引流管是否通畅,引流液的色、性状、量;输液余量内容及滴速;注射部位有无红肿、渗漏);病人的心理变化,病人对疾病的态度,家庭、单位的态度和支持情况等。交班物品包括常备毒麻药品、抢救物品、器械、仪器等数量及完好状态。

此外,在交接班工作中,护士还要注意以下几点:①护士衣帽、仪表不整齐,不交不接。②为下一班的准备工作未做好不交不接。③上一班及本班医嘱未核对,不交不接。④输液输血不通畅不交不接。⑤各种引流不通畅不交不接。⑥危重病人床单不整洁,不交不接。⑦重点病员的病情动态变化记录不清,不交不接。⑧抢救物品不全或损害,不交不接。⑨毒、麻、限制药品基数不符,不交不接。⑩治疗室、办公室不清洁,不交不接。

总之,交接班制度是护理管理制度的一项重要内容,是控制护理质量的重要环节。规范的交接班流程,是提高护理质量的重要保证。在工作中,护士实行三班轮流值班,值班人员应严格遵照医嘱和护士长安排,按各班职责坚守岗位,进行各项护理工作。交班前,护士长应检查医嘱执行情况和重危病人记录,重点巡视重危病人、新病人和手术病人,并安排护理工作。交班者必须将本班工作完成后方可下班。接班者应将一切工作接清楚,如因交接不清,在交接后发生的问题应由接班者负责。交接班者不得迟到、早退或脱岗,交接班时,接班者因故迟到,交班者不得先行离开。经过规范性交接班,从另一个角度体现了护士的层级管理,提升了护士的地位和价值。

第六章

重视安全，避免事故：杜绝护理中的麻痹大意

不合规的护理操作是护理安全的重要隐患。护士在护理过程中要遵守安全制度，杜绝护理中的麻痹大意。护士安全操作规程是科学检验的结果，操作规程的任何一个环节都不能省略，不能跨越，不能颠倒顺序。否则事故一旦发生，一切都无法挽回。

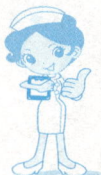

1

安全要做好,教育培训不能少

安全教育是护理工作的一项十分重要的基础性任务。为了保障病人的身心健康,也为了护士执业的安全,护士安全教育需纳入护理技术操作培训中。我国的安全教育制度明确规定,新护士在进入工作岗位之前,必须进行安全教育,使其掌握必要的安全知识、了解岗位的安全制度和安全要求等。随着社会主义市场经济的建立,医院用工制度在悄然地发生着变化,合同工、聘用工、临时工、钟点工等各种不同的用工形式,给劳动者也带来了广泛的就业机会和施展个人能力的空间。由于一些护士忽视上岗前的教育与培训,使得新职工事故多发的情况日益突出,有的甚至引致了大事故的发生。因此,护士上岗前学好安全教育知识,对预防和减少事故的发生有着重要的现实意义。

2007年2月2日上午10时,当班护士为患者加药时,错误地把阿托品5mg当作地塞米松5mg加入补液中静滴,导致患者出现阿托品化状态,幸好发现及时,处理及时,未造成严重后果。但当班护士缺乏安全意识,需要加强培训,增强护士责任心,提高护理安全意识。

在患者安全管理中，临床护士首先要熟知风险标准如何分类，才能确定是高度、中度、低度的护理风险。否则，即使知道患者有安全隐患，也难以对患者进行有针对性的防范管理。评估之后，要有相应的防范措施。这些就需要对护士进行相应的安全培训。

安全技能培训是护士提高安全的基本手段和有效途径之一。加强安全技能培训，才能减少损失。严格技能培训与安全并不矛盾，一方面，越是严格训练、训练质量越高，安全工作就越有保障；另一方面，牢固树立技能培训的理念，全面落实防范安全问题的各项措施要求，可以预防事故的发生。一手抓技能训练，一手抓安全，才能夯实安全基础。有的护士不懂安全知识，也不愿学习安全知识，只凭自己的想象和意气行事，结果酿成惨剧。因愚昧而导致的安全事故比比皆是，等到最后明白时，已经付出了血的代价。

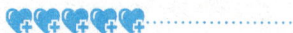

2002 年 7 月 19 日，一个叫王小歌的婴儿出生三天后，因病危被送进河南省某县妇幼保健院监护室的暖箱（塑料制品）中实行特别看护。当晚 8 时左右，医院突然停电，为了便于观察，当时值班护士就在暖箱的塑料边上粘上了两根蜡烛。当天晚上 10 点 50 分，护士张某接班后，见蜡烛快烧完了，就在原位置上又续上一根新蜡烛。第二天凌晨 5 时左右，张某在未告诉任何人的情况下，将婴儿一人独自留下去卫生间，当她返回后，发现蜡烛已经引燃了暖箱，王小歌因为塑料暖箱燃烧产生的有毒气体窒息而死亡。

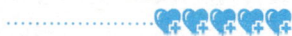

身为护士，本该兢兢业业努力工作，谁想这名当班护士责任心不强，才引发严重医疗事故。如果护士不能做好自己的安全工作，任何一点小小的失职都可能造成巨大损失。因此，护理工作中，我们需要进一步强化临床护士的风险意识。针对临床已经发生的护理不良事件进行安全教育，应该及时上报，并做好善后处理。大家要时刻保持高度警惕，将"安全"二字牢记心头，防患于未然，以自己的细心、耐心和责任心，为患者筑起一道安全屏障,确保患者的护理安全。

某日中午,一位新护士接诊一手术患者后,发现该患者液体快滴完了,于是立即给该患者更换上一瓶液体,与她共班的一高年资护士马上就意识到:"这位新护士可能不知道手术室接的液体通常不用排气管。"于是赶紧跟过去,果然不出所料,新护士接完液体刚离开,病人输液管内就进了一小段空气,于是赶紧关掉补液,拿了个7号针头当排气管插进去并排出空气,重新调好滴速,由此避免了一宗输液并发症的发生。

护士的安全技能是工作能力的一部分。在日常安全工作中,安全技能是要通过训练才能实现的,这就要求医院在护士上岗前进行专门的培训,并且要定期对员工的技能进行培训,使护士的安全技能不断更新,达到安全护理要求,确保岗位安全。病人在住院期间,需要接受护士的悉心护理。护士工作的效果,直接影响到病人的出院时间和康复效果。在护理的过程中,护士要面对形形色色的病人,因而要能准确地识别护理过程中的安全隐患,选择安全有效的措施,为患者提供最真诚的服务。

总之,安全教育培训是护理安全工作的重要组成部分,它是提高护士安全素质的一项重要手段。很多医院要求护士一进医院就要接受各种安全培训,学习并且认同医院的理念和安全观念,遵守医院的各种规章制度、安全守则,很多年轻护士认为这是多此一举,并且参加这样的培训极不用心。这种观念是错误的。提高安全技能既是保障医院安全的需要,也是保障自身安全的需要。安全技能是要通过训练才能实现的,护士进行安全教育是行之有效的安全管理制度与方法。认真学习安全知识,进行岗前培训与在岗培训是提高技能水平的一个重要环节。通过学习和培训,护士的素质会得到很大的提高,特别是护士的安全素质得到了强化,知识增加了,专业精湛了,自然也就增强了安全技能。只有这样,安全才有基本的保障。

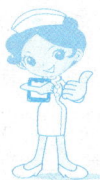

2

医嘱不明要问清，发现问题及时纠正

我国护理事业老前辈王秀瑛曾说过，国家不可一日无兵，亦不可一日无护士。护士虽然不是诊疗工作的决策者，但他是许多诊疗工作的参与者和执行者。从治疗方面来说，护士要落实医嘱，要把许多治疗措施及时、准确地应用于患者，又要及时观察和发现病情的变化，帮助医生更正确地诊断和决策。所以护理工作很重要，护士就是医生的助手，要能认真、及时、准确地执行医嘱。护士在实施医嘱的同时，需要核对医嘱是否有误，发现问题要及时向医生汇报并更改错误。

《护士条例》规定，除紧急情况须先行救护外，护士应履行正确查对、执行医嘱的义务，否则将承担相应的法律责任。护士发现医嘱违反法律、法规、规章或者诊疗技术规范规定的，应当及时向开具医嘱的医师提出；必要时，应当向该医师所在科室的负责人或者医疗卫生机构负责医疗服务管理的人员报告。如果护士发现医嘱违反法律、法规、规章或者诊疗技术规范的规定，未依照规定提出或者报告的，由县级以上地方人民政府卫生主管部门依据职责分工责令改正，给予警告；情节严重的，暂停其6个月以上1年以下执业活动，甚至由原发证部门吊销其护士执业证书。

正确执行医嘱，需要护士在工作中对医嘱有评判性的认识和思考，而不是盲目执行，不能有"反正是医生的医嘱，错了不在我"的思想。如果护士发现错误明显的医嘱而听之任之，那么承担法律责任是毫无疑问的。比如，对于皮肤试验护士判断为阳性，而医师却认为可以用药等诸如此类情形，护士一定要坚持原则，恪守护理规范和常规，纠正医师错误的医嘱，做到《护士条例》规定的"必要时应当向该医师所在科室的负责人或者医疗卫生机构负责医疗服务管理的人员报告",杜绝差错的发生。

护士应当认真学习与专业范畴相关的诊疗规范和相关知识,而不是被动执行医嘱,"要多问几个为什么,多动脑子,这样一旦有不合规范的情况发生,才能及时发现,弥补漏洞"。此外,护士应当认真填写手术护理记录单等各种护理记录单,严格遵守病历书写规范,各种文书资料不仅具有科学价值,也能够在法律举证时发挥作用。

在现代护理学中医生与护士的相处中,不是命令与被命令的关系,而是并列互补的关系,以谋求患者的利益为共同目标,相互尊重、相互监督、平等协作。因此,护士对医生的处方或医嘱不明要问清,发现问题及时纠正。比如:

1.处方前后记录内容缺项,书写不规范或自己难以辨认。

2.医师签名盖章不规范或与签名、盖章的留样不一致。

3.药师未对处方进行适宜性审核(处方后记的审核、调配、核对、发药栏目无审核调配药师及核对发药师签名,或担任值班调剂未执行双签名规定)。

4.新生儿、婴幼儿处方未写明日、月龄。

5.未使用药品规范名称开具处方。

6.药品剂量、规格、数量、单位等书写不规范或不清楚。

7.用法、用量使用"遵医嘱""自用"等含糊不清字句。

8.处方修改未签名并注明修改日期,或药品超剂量使用未注明原因和再次签名。

9.开具处方未写临床诊断或临床诊断书书写不全。

10.单张门急诊处方超过五种药品。

11.无特殊情况下,门诊处方超过 7 日量、急诊处方超过 3 日量,慢性病、老年病或特殊情况下需要适当延长处方用量未注明理由。

12.开具麻醉药、精神药品、医疗用毒性药品、放射性药品等特殊管理药品处方未执行国家有关规定。

13.医师未按照抗菌药物临床应用管理规定开具抗菌药物处方。

14.遴选的药物不适宜。

15.药品剂型或给药途径不适宜。

16.用法用量不适宜。

17.联合用药不适宜。

18.重复给药。

19.有配伍禁忌或不良相互作用。

20.无正当理由超说明书用药。

21.病例点评中未依据药敏试验结果使用抗菌素。

总之，医生和护士是工作上的亲密伙伴，双方配合是否默契，决定了工作的效率，甚至事关患者的生死。对于医生开出的处方，护士在执行前要看它是否存在问题。这不但是对患者负责，也是对自己工作中风险的规避。当执行医嘱时发现医嘱错误，就要停止执行医嘱，及时与医生沟通，避免医疗事故的发生。

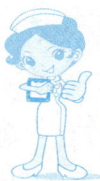

3

严格执行三查七对，一次都不能省

护士在护理过程中要遵循一个非常重要的制度，即三查七对制度。三查七对制度是 20 世纪 50 年代初，由我国护理专家黎秀芳和张开秀提出,在全国推广沿用至今。研究发现,由于床号、姓名没有认真查对而发生差错占 50%,因药物剂量未认真查对而发生差错占 20%。通过开展"三查七对",有效防范了因查对不到位造成的护理事件,保障了患者的安全。

三查七对制度,就是要提醒护士在工作中要认真去核对。三查是指操作前要查,操作中要查,操作后要查。查的内容包括,查药品的有效期、配伍禁忌,查药品的有无变质和浑浊,查药品的安瓿有无破损、瓶盖有无松动。七对的内容包括对床号、对姓名、对药名、对剂量、对时间、对浓度、对用法。其目的就是为了避免错误,保证护理质量。比如说 1 床病人的药用在了 11 床的病人身上,本来需要加 2 支药液,由于没有核对而加了 3 支。这些意外都是可以避免的。所以,三查七对制度是护理行为过程中必须要遵循的一个规章制度。

> 在某医院里,小男孩甲去打针,护士误把另外一名孩子乙当成他注射了。经家长提醒,护士拔出针头,未经消毒措施即扎入小男孩甲体内。两个孩子的家长担心此举对孩子健康有害,一度与院方发生争执。对此,医院儿科的负责人则称:"因为护士太忙才会出现错误。"

工作忙不是出差错的理由,"忙中出错"更不是借口。尤其是这个关系患者生命安全健康的大事,它不是儿戏。如果工作太忙,就能容忍出差错,那么核导弹发射的人员一忙,人类岂不是要毁灭！按照医院的有关规定,护士在给病人注射前,应该仔细核对姓名,在准确无误的情况下,才能进行。可是,这位护士却将针打在别的孩子身上,当真正的患者出现时,她又拔出针头给真正的患者再注射。这是严重的违规操作。

在护理工作中,遵章守纪是安全的保证。安全不是做给某些人看的,更不是用来应付检查的。护士只有严格执行安全规定,切实做到白天晚上一个样,管理人员在与不在一个样,有人监督和无人监督一个样,安全才有保障。但如果只有制度，却没有严格去执行，那么，再完善的制度、管理、流程都形同虚设！因此，护士在护理时一定要严肃细致，认真执行三查七对一注意。为了保护患者和自己，护士在执行医嘱时还应注意：①当患者对医嘱提出疑问时，护士必须进行反复核实后再执行。②原则上不执行口头医嘱和电话医嘱，在抢救患者时虽然可例外，但事后必须尽快补上书面医嘱。③如果患者病情发生变化，应及时通知医生，并根据自己掌握的专业知识及临床经验判断病情的发展趋势，与医生协商是否暂停现行医嘱。

> 某日，由于一病人心率快（145 次/分），医生开出医嘱 5% GS20ml＋西地兰 0.4mg 静脉推注，一名新护士执行准备药物操作时取出了 4 支西地兰（西地兰剂量 0.4mg/支）欲加药，所幸当时旁边有一老护士正在摆药（准备第二天药物），看到 4 支西地兰感到很疑惑，遂问该护士医嘱剂量多少，该护士经仔细查对后，才发现多拿了 3 支西地兰，由此避免了一宗严重护理差错的发生。可见，新护士未认真执行查对制度，凭主观臆想行事（据该护士事后回忆，她当时脑海里就误以为西地兰是 0.1mg/支），所以未加多想就拿了 4 支。由此可见，认真执行查对制度是多么重要。

违章是事故的温床和祸根，是安全的大敌和杀手，是管理的漏洞和死角。也许你曾经违章作业，甚至不止一次，现在却照样平安无事。或者你还自鸣得意——瞧我，违章都没有被抓，也没造成重大事故！可是，你想过没有，你的逃脱不过是侥幸，你的"得意"不过是夜郎自大、掩耳盗铃。

> 一位经验丰富的护士长在工作中遇到这样的事。一名患者因低血钾需临时静脉补 15% 氯化钾 10 毫升，作为护士应该知道

这样的剂量需加入到 500 毫升液体中静脉点滴,30~40 滴/分。因为患者正在输液,医嘱 15‰氯化钾 10 毫升加入正在输入的 500 毫升液体中。护士长把准备好的药液以及治疗单交给当班护士,当护士长走到病房门口再次回头时,却发现那名护士将药液从输液器小壶加了进去,她跑过去立即断开头皮针与输液器,把药液冲尽,避免了悲剧的发生。

处理完病人后,护士长再次问当班护士,你是否知道氯化钾不能入小壶? 那名护士却说我们经常从小壶加药,所以没看治疗单就加药了。由此可见,不按规章制度做事的护士埋下了多少安全隐患。

"三查七对"主要是针对病人服药、注射、输液的查对制度,以减少操作差错。加强护士的查对意识,保障护理安全,查对制度是护理工作的核心制度之一。临床护理工作中,加药错误就是因为没有严格执行护理操作规程造成的。"三查七对"是一个整体连续的过程,漏了哪一项都可能出问题。病人把生命交给了我们,我们就要成为他们的"守护神"。面对隐患,一定要培养自己的慎独修养,严格执行"三查七对"操作规程,不要让悲剧发生。

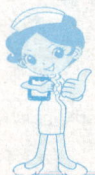

4

给药准确,掌握给药剂量和时间

在工作中,护士要提醒患者,服药一定要在医生指导下、按照说明书正确服药，以确保药品疗效和用药安全。据WHO调查表明，全球的死亡病人中有1/3死于不合理用药，而不是疾病本身。全球有一半的药物在被不合理使用，从而使病人有可能产生耐药性甚至死亡。我国的不合理用药情况也十分严重，据估算，每年药物不良反应致死人数达数十万之多。

当前，很多患者在吃药方面的危险行为比较突出的是随意更改药品的剂型和用法。据了解，错误服药法共有五种：

第一，将胶囊里面的药粉倒出来服用。比较常见的是家长将药粉倒出来给儿童服用。专家说，许多胶囊属于缓释药物，在人的肠胃里慢慢释放剂量，使药物作用持久，体内药物浓度均衡。若倒出来吃，破坏了原药设计，就会影响药品疗效。

第二，将糖衣片压碎服用。这种方法经常被家长们采用，他们认为，将药片捻碎不仅方便给孩子灌药，而且还利于孩子吸收。岂不知，糖衣一旦破裂，便失去了特定保护、遮味、隔离等作用，不但会降低疗效，而且还可能对胃黏膜产生较强的刺激作用，特别是儿童和老人，用这种方法服药更不安全。

第三，将口服改外用。有些人将甲硝唑片、制霉菌素片等放置于阴道内，用于治疗阴道滴虫或霉菌感染。专家指出，口服制剂很难在阴道中释放崩解，所以疗效甚微，甚至还会出现不良反应。

第四，针剂改口服。有些人害怕疼痛不愿注射，或认为针剂质量高、疗效会更好，所以将葡萄糖注射液等直接喝进肚子。专家说，这样喝针剂会影响药效发挥。因为针剂直接进入人体，一般剂量要比口服小，在胃中被胃液腐蚀，药效会大打折扣。

第五，含片改口服。有的人嫌含片麻烦，时间长，作用慢，便一吞了之，这样做根本没有达到服药的目的。一位心血管病医生说，如将硝酸甘油片含于舌下，药片能在唾液中迅速溶解、扩散，经口腔黏膜毛细血管吸收直接进入血液，2～3分钟即可奏效。但如果将其口服，不但吸收慢，还会被胃液破坏，使其功效大大降低。再比如治疗咽喉肿痛的含片，含服的方法能直接对咽喉局部发挥作用,口服药效会大大减慢和降低。

2001年3月,患者因肺部感染入院,入院后护士遵医嘱给予患者静脉注射0.9％NS20ml＋菌必治1g。护士在执行推药时,给病人及其家属介绍说这是消炎药,当时病人及家属没有异议,但在执行注射过程中病人出现大汗淋漓,四肢湿冷,脸色苍白,口唇发绀,即予停止推注。护士遂立即通知医生,并配合医生进行一系列抢救措施,最终患者因过敏性休克经抢救无效死亡。分析事故原因发现,护士违反了操作规程,没有详细询问用药史,没有详细介绍药物的不良反应。

护理工作中,给药是临床工作中护士的主要工作内容之一,正确及时的给药措施可以挽救病人的生命,促进病人康复;给药差误,无疑会给病人带来影响,甚至危及病人安全。安全给药是护理安全最直接最重要的指标之一,一名好护士要重视临床护理给药缺陷的防范和管理。因此,工作中护士需要给药准确,掌握给药剂量和时间,遵守安全用药管理制度,把握好以下几点:

1.遵医嘱及时准确用药。

2.用药要严格执行"三查七对",准确掌握给药剂量、浓度、方法和时间。必要时病人(或家属)参与确认。

3.口服药做到看服到口,及时收回空药杯。

4.注射药须做到双签字;静脉用药应在瓶上注明患者姓名、床号、药名和剂量。

5.护士应熟悉掌握常用药物的疗效和不良反应。

6.对易发生过敏的药物或特殊用药应密切观察,如有过敏、中毒反应立即停止用药,并报告医生,必要时作好记录、封存及检验等工作。

7.应用输液泵、微量泵或化疗药物时，应建立巡视登记卡，密切观察用药效果和不良反应，及时处理，确保用药安全。

8.定时巡视病房，根据病情和药物性质调整输液滴速，观察有无发热、皮疹、恶心、呕吐等不良反应，发现异常及时通知医生进行处理。

9.做好患者的用药指导，使其了解药物的一般作用和不良反应，指导正确用药和应注意的问题。

10.护士要随时检查各班工作，注意巡视病房，发现服药问题及时处理。

总之，在工作中，护士必须严格根据医嘱给药，不得擅自更改。给药前要询问患者有无药物过敏史（需要时作过敏试验），并向患者解释，以取得合作。用药后，如有不良反应要及时报告医师，填写药物不良反应登记本。如发现给药错误，应及时报告、处理，积极采取补救措施，向患者做好解释工作。

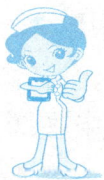

5

定期消毒，保持病房清洁卫生

病房的清洁卫生管理是各级医院必不可少并纳入医院等级评审标准之一，也是控制院内感染的主要措施，它能充分反应医院的管理水平和医院的精神面貌。走进医院，无论是门诊还是病房，给人的第一感性认识就是医院的清洁卫生状况,第一印象的好坏可直接影响医院形象的评估,所以清洁卫生在护理工作中占有相当重要的地位。

在工作中,护士要做好病房的定期消毒,保持清洁卫生。病房每日上午开窗通风一次,每次 30 分钟,紫外线照射每天一次,每次 30 分钟。如病人不能离床,则暂缓照射。病房地板每天两拖两扫,门窗墙壁一周擦一次,床头柜、床旁桌每天擦一次,抹布一周一消毒,门把手一日擦两次,疑有污染则用消毒液擦洗。病房卫生间每天清扫两次,洗手池、大小便器每天用 0.5% 速消净擦洗。病床单在病人离院后要进行终末消毒,用 0.5% 速消净擦床架、床垫、床头灯等。棉被、枕头定期消毒(太阳暴晒或紫外线照射)。病房清洁卫生制度要落实五无:无痰积;无蜘蛛网;卫生间大小便器无臭味和尿垢;病房内无死角;地面干燥无积水、地板玻璃保持本色。

护士人员必须遵守消毒灭菌原则,进入人体组织或无菌器官的医疗用品必须灭菌;接触皮肤黏膜的器具和用品必须消毒,用过的医疗器材和物品,应先去污物,彻底清洗干净,再消毒或灭菌;其中感染症病人用过的医疗器材和物品,应先消毒,彻底清洗干净,再消毒或灭菌。所有医疗器械在检修前应先经消毒或灭菌处理。

此外,耐热、耐湿物品灭菌首选物理灭菌法。手术器具及物品、各种穿刺针、注射器等首选压力蒸气灭菌;油、粉、膏等首选干热灭菌。不耐热物品如各种导管、精密仪器、人工移植物等可选用化学灭菌法,用环氧乙烷灭菌等,内镜可选用环氧乙烷灭菌或 2% 戊二醛浸泡灭菌。

护士还可使用化学灭菌或消毒,可根据不同情况选择高效、中效、低效消毒剂。使用化学消毒剂必须了解消毒剂的性能、作用、使用方法、影响灭菌或消毒效果的因素等,配制时注意有效浓度,并按规定定期监测。更换灭菌剂时,必须对用于浸泡灭菌物品的容器进行灭菌处理。

值得注意的是,自然挥发熏蒸法的甲醛熏箱不能用于消毒和灭菌,也不可用于无菌物品的保存。甲醛不宜用于空气的消毒。连续使用的氧气湿化瓶、雾化器、呼吸机的管道、早产儿暖箱的湿化器等器材,必须每日一消毒,用毕终末消毒,干燥保存。湿化液应用灭菌水。护士可根据消毒因子的适当剂量(浓度)或强度、作用时间、对微生物的杀菌能力,将其分为四个作用水平的消毒方法。

(1)灭菌

可杀灭一切微生物(包括细菌芽孢)达到灭菌效果的方法。属于此类的方法有:热力灭菌、电离辐射灭菌、微波灭菌、等离子体灭菌等物理灭菌方法,以及甲醛、戊二醛、环氧乙烷、过氧乙酸、过氧化氢等消毒剂进行灭菌的方法。

(2)高水平消毒法

可以杀灭各种微生物,对细菌芽孢杀灭达到消毒效果的方法。这类消毒方法应能杀灭一切细菌繁殖体(包括结核分枝杆菌)、病毒、真菌及其孢子和绝大多数细菌芽孢。属于此类的方法有:热力、电离辐射、微波和紫外线等以及用含氯、二氧化氯、过氧乙酸、过氧化氢、含溴消毒剂、臭氧、二溴海因等甲基乙内酰脲类化合物和一些复配的消毒剂等消毒因子进行消毒的方法。

(3)中水平消毒法

它是可以杀灭和去除细菌芽孢以外的各种病原微生物的消毒方法,包括超声波、碘类消毒剂(碘伏、碘酊等)、醇类、醇类和氯己定的复方、醇类和季铵盐(包括双链季铵盐)类化合物的复方、酚类等消毒剂进行消毒的方法。

(4)低水平消毒法

只能杀灭细菌繁殖体(分枝杆菌除外)、亲脂病毒的化学消毒剂和通风换气、冲洗等机械除菌法。如单链季铵盐类消毒剂(苯扎溴铵等)、双胍类消毒剂(如氯己定)、植物类消毒剂和汞、银、铜等金属离子消毒剂等进行消毒的方法。

总之,护士要保证病房整洁消毒与监测到位,严格遵守无菌操作原则。无菌物品坚持一人一用一灭菌;病人出院、转科或死亡后,床单位必须进行终末消毒处理。医用垃圾与生活垃圾分开运送,感染性垃圾置于黄色或有明显标识的塑料袋内进行无害化处理。

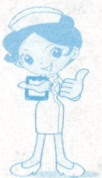

6

遵守安全规章，严格毒麻药物管理制度

在护理工作中，不合规的护理操作是护理安全的重要隐患。如果护士没有做好护理操作，那么承担事故的主要人便是护理人员自身。因此，护士一定要遵守章规，否则事故一旦发生，一切都无法挽回。安全操作规程是科学检验的结果，是生命的代价和事故的总结换来的成果，操作规程的任何一个环节都不能省略，不能跨越，不能颠倒顺序。在工作中，好护士要加强规章制度的学习，培养严谨的工作作风，遵守安全规章制度。

> 2007年5月11日上午9点左右，某护士接诊配药，错把舒肝宁注射液误注入已配了甲维 B_1 液体中，大约加入5ml舒肝宁，突然发现加错药立即拔出，重新插入贴有舒肝宁标签的液体中，而这一细节被病人发现，从而引起医疗纠纷。分析事故原因，发现是护士护理安全意识差，工作不够专心，未能做到"三查七对"，抱着侥幸心理，认为两种药都是护肝药，没有配伍禁忌。

古人云，"没有规矩不成方圆"。安全也是一样，也需要相应的机制、制度、规章，以约束和规范护士的安全行为，保证护理安全。遵守安全制度，不仅是医院的要求，更是我们护士自身安全的需要。安全就是生命，一旦安全没有了保障，生命就受到威胁。在这个世界上，每一个人的生命都是平等的，相对于个体而言，生命是全部，没有了生命，一切都不存在。很多大小事故，都与护士违章有关。护理过程中，护士违章是导致事故的罪魁祸首，是一种违反安全客观规律的盲目行为，危害甚大。

在护士的安全护理中，认识规章，了解规章，是为了避免更大的伤害。在日常工作中，一个合格的护士最起码要严格遵守安全规章制度。现有的许多安全规章制度就是前人总结出来的，不少安全规章制度是付出了血的教训才得出的。每一个护士都必须自觉遵守。一次又一次用鲜血写就的教训，警醒我们，生命一定要珍惜，安全一定要牢记。只有把安全放在心上，时时树立"生命第一"的理念，不违规操作，才能杜绝惨剧的发生。

此外，需要特别指出的是，护理工作中的毒麻药物管理制度也是护士需要重视的安全制度。毒麻药品分别是指毒性药品和麻醉药品，两者都是需要特殊管理的。此类药品标签有明显标记，在标签显著位置上分别注明有"毒"或"麻"的字样。护士在工作中，对毒、麻、精神药品应根据《中华药典》《中华人民共和国药品管理法》及国家药政管理有关规定执行。手术室的毒、麻、精神药品固定基数，实行严格的管理和登记制度，实行"五专"，即专人保管、专用保险柜（双人专管：一人管理钥匙、一人管理密码）、专用处方、专册登记、专用账册管理。手术室的毒、麻、精神药品分别存放于白班、夜班保险柜内，白班由麻醉护士管理钥匙，办公室班护士管理密码，夜班由值班护士保管钥匙，麻醉医生管理密码，每班交接，交接时帐物相符，用后凭处方、安排专人统一领取。

药品管理人员在发放登记本上进行详细的登记，双方签名确认。毒、麻、精神药品用量必须按处方限量执行，麻醉医师正确合理使用麻醉药品。在手术过程中，巡回护士要严格管理好药品，严防丢失，术毕交回空安瓿、处方及未使用的药品。毒、麻、精神药品使用后，及时在使用登记本上记录签名，手术结束，剩余的药液在双人证实后方能丢弃，并在销毁栏内签名确认，少量余量可混入医疗垃圾袋内。临时外出执行任务，确需携带毒、麻、精神药品时，须经科主任或护士长同意，可预领一定基数，严格使用管理，并填写登记清楚，完成任务后，认真填写麻醉处方连同安瓿一起交还，并登记签名确认。护士要定期检查，以防失效、过期。对过期、损坏的麻醉药品和精神药品应当另行登记造册，交回库房。

第七章

严格自律，廉洁奉公：树立清廉的护士风气

好护士在工作中要廉洁自律，拒绝红包和回扣，自觉抵制各种诱惑。廉洁是最基本的职业操守，是我们必须坚守的道德底线。作为护士，一定要用法律和纪律规范自己的行为，树立牢固的守法意识，不做违法的事情，不以工作之便谋取私利。

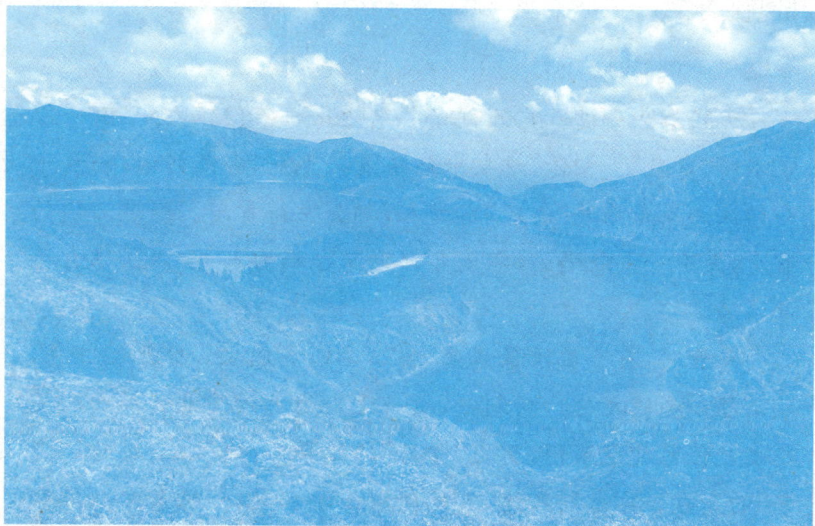

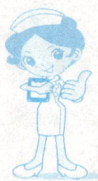

1

强化廉洁从护意识，提高服务质量

　　廉洁从护不仅是我们把工作做好的保证，也是衡量我们护士人格的准绳。廉洁是一种无形的人格力量。只有廉洁，不谋私利，才能无私无畏，坚持原则，扶正压邪。对于护士来说，要赢得他人的尊重，就必须坚持廉洁。这种尊重与爱戴是花钱买不到的，是别人夺不走的，是物质享受比不了的。我们要学会廉洁，做到廉洁。它是人最美丽的外衣，是心灵最圣洁的鲜花。在构建社会主义核心价值体系的今天，廉洁仍是不可或缺的重要价值追求。

　　古代有一个进入广州的必经之地——石门镇，那里有一泓泉水叫"贪泉"。相传，该泉水终年清澈见底，香气四溢，而且十分甜润。凡是喝过"贪泉"水的人，都会变得贪婪。经过石门的官吏，没有一个敢喝的，即使非常口渴也竭力忍着，以保证自己的清廉。

　　东晋时，有一位清廉正直之人，名叫吴隐之。公元402年，朝廷任命吴隐之为广州刺史，想一改广州吏治腐败的局面。吴隐之赴任时途经石门，听说"贪泉"的故事后，决心前往一探"贪泉"的究竟。他来到泉边，只见周围山清水秀，一股泉水从石岩中汩汩涌出，岩下有一泉眼，泉眼中的水清澈可人。吴隐之忍不住赞叹道："好泉水啊！"随后，他对随从说："美好的东西容易引起人的贪欲，越过五岭就丧失清白的原因，我现在知道了。"这时，吴隐之蹲下身来，舀上泉水喝了下去，并赋诗一首，诗云："古人云此水，一歃怀千金，试便夷齐饮，终当不易心。"这首诗的意思是说：人们传说喝了"贪泉"的水便会贪得无厌，欲壑难填。我认为，假如品德高洁的伯夷、叔齐喝了它，一定不会改变初衷的！实际上，吴隐之是借赋诗的机会明确表达了自己的清白之志，无异于他的就职誓言，他最终也真正实现了自己"终当不易心"的誓言。

吴隐之到任广州后，时时牢记自己在"贪泉"边的誓言，处处严格要求自己。平时，他不沾酒肉，吃的只是蔬菜、干鱼，穿的仍是过去那些旧衣服。他还下令将前任太守使用过的豪华丝帐、帷幕以及各种贵重饰物统统撤除，一并归入国库中。当时有许多人认为他是故意做样子，然而他却始终如一。

吴隐之的一位属下发现他天天吃干鱼，误以为他喜欢吃鱼，便弄了些上等鱼来，还将鱼刺剔除，特地献给他。不久，吴隐之觉察到属下的用意后，非但不领情，还狠狠地责罚了下属。吴隐之在广州任上，清廉节俭、率先垂范，不仅使属下官员们不敢贪赃枉法，而且使广州民风日趋淳朴，百姓安居乐业。回到京城后，吴隐之住在一个小宅院中，篱笆与院墙又矮又窄，内外只有六间房屋，妻子儿女同住一处，非常拥挤。朝廷赐给吴隐之车牛，又为他修造住宅，他坚决推辞。此后，吴隐之虽然步步高升，但他清廉俭朴之风不改。家里以竹篷作为屏风，坐的地方没有毡席。他每月领到的俸禄，除了留下一小部分作为家庭的基本开销外，其余大都用来接济亲戚和族人。

千百年来，后世有关吴隐之的清廉故事传承不绝。唐太宗李世民曾命魏征等人编撰的《晋书》中，在吴隐之的传记里，不仅勾勒了其廉洁自律的一生，而且作出了"晋代良吏，吴隐之为第一"的评价。唐初诗人王勃在其千古流传的名篇《滕王阁诗序》中,引据吴隐之酌饮"贪泉"的故事,写下了"酌贪泉而觉爽,处涸辙以犹欢"的名句,高度赞扬了吴隐之的人品。

吴隐之酌"贪泉",明廉志,洁身自好,表现出他志向坚定、清正廉洁的高尚品质,是值得当代人们借鉴的。当今,很多人将自己的堕落腐败归咎于客观环境影响,但是我们想想,孔繁森、郑培民等人难道不是跟我们同处一个环境吗?他们又怎么能一尘不染,永葆清廉呢?归于一点,就是廉洁的信念。

廉洁是衡量一个人思想道德品质的真正尺度。用廉洁的标准来进行自我约束,自觉保持清廉纯洁的作风,这是廉洁从护的最深厚的思想基础。廉洁是一种责任,是为国家负责,为人民负责;廉洁是一种使命,是党和政府的严格要求,是广大群众的殷切希望;廉洁是一种态度,是对生活的热爱,对人民的博爱;廉洁是一种信仰,是价值观的选择,是崇高理想的追求。时代的进步、经济的发展,也对护士提出了更高的廉洁从护要求。

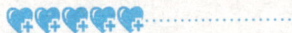

邱玉华2008年开始担任早期干预二科护士长。上任伊始,邱护士长大胆创新管理模式,坚持"先律己、严要求、重关怀"的管理理念,注意加强自身修养,以模范行为影响和带动全科护士。凡要求同志们做到的,自己首先做到,她遵守劳动纪律,严格操作规范,始终坚持廉洁从护,任劳任怨,从不计较个人得失。

2010年1月,卫生部对护士提出明确要求:夯实基础护理,提供满意服务。随后,在全国范围内开展了创建"优质护理服务示范工程"活动,作为早期干预二科的护士长,邱玉华第一个向护理部提交了争创"示范病区"申请,经院领导综合考评后,该科被确定为首批创"优质护理服务示范病区"之一。自2010年3月开展创"优质护理服务示范病区"活动以来,邱护士长先后多次组织护士学习省卫生厅下发的《创优质护理服务》活动相关文件精神，使人人树立"以患者需求为导向，以患者满意为目标"的服务理念。结合本科室具体护理工作内容，她制定完善了各项护理工作制度、各班岗位职责、工作流程、精神科护理常规、患者住院流程及临床护理服务规范和标准。还率先建立了护士绩效考核制度，打破以往以职称定绩效工资的框框，极大地激发了护士的工作积极性，使全科护士人人有事做，人人争事做，事事有人管。因精神病专科的特殊性，住院患者均无陪护，他们所有的基础护理、生活护理及各种检查治疗均由护士来完成，邱护士长在全院又率先实行了弹性排班，在病人最需要的时段、重点环节，如检查、开饭、服药、晨晚间护理时增加护理人力，使各项护理工作始终围绕病人有序开展，既保障了护理安全，又真正做到了无缝隙护理。

自担任护士长工作以来，邱玉华从未好好休过节假日。2011年中秋节的中午，一位住院患者因不愿住院而发脾气、摔东西、自残，邱护士长得知情况后，离开刚刚做好的团圆饭和亲人，迅速赶到病房，一直守候在病人床边，耐心给病人做心理疏导，喂水喂饭，又联系病人家属来院看望，直到晚上8点病人情绪稳定下来，她才放心地离开了病房。类似这样的事例，邱玉华已经习惯了，因为她深知，她离不开医院，离不开和她朝夕相处的护士，离不开她所护理的病人。

作为一名护士，我们必须强化廉洁意识，不做违反道德良心的不合法操作或不忠于职守的工作，以维护护士职业的声誉。目前，我们一些护士在医德医风方面存在的主要问题有：一是缺乏同情心，接待病人不热情，解释病情不耐心，出言不逊，恶语伤人，给病人以不良刺激等；二是缺乏责任心，接受任务讲价钱，斤斤计较个人得失，吃请受礼，见利忘义，对病人不负责任等；三是缺乏纪律观念，劳动纪律松弛，上班聊天干私活，脱岗溜号，迟到早退等；四是缺乏原则性，出具假报告、假证明，拿医疗原则作交易,谋求私利,以医谋私,利用采购药品器械之便,收取非法回扣;五是缺乏法律意识,对相关的政策法规、条例了解甚少;六是医疗技术差,经常出现误诊、差错和纠纷等。对此,我们要不断提高全体医务工作人员的综合素质,提高医疗服务质量。

总之,廉洁从护是一种信念,是一种精神,它是医院和个人的价值观念、道德观念、行为准则、行业作风等意识形态的外化体现。在廉洁从护中,通过"以病人为中心"等理念的倡导、健康向上的廉洁氛围营造,广大护士必然在医疗实践中表现出优良的群体敬业精神;通过理念引导和制度约束,广大护士会自觉意识到,只有通过丰富的知识、高超的技术、良好的服务,才是获得相应待遇和报酬的正道。因此,这个过程本身就是护士综合素质逐步提高的过程。

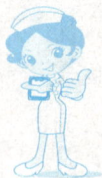

2

克服贪欲,做一个洁身自爱的好护士

廉洁是一种风格,一种境界。古人云:"不受曰廉,不污曰洁。"说的是不受贿赂,不接受不属于自己的东西,不贪图财货,不沾不污,立身洁白。这是做人的根本。廉洁作为一种价值取向,历经中国五千年的传统文化积淀,已经成为高尚的内在品质和道德标尺。

唐代著名文学家柳宗元在《蝜蝂传》中写了一种奇怪的小虫蝜蝂,这是一种"贪心"的小虫,爬行时遇到东西,它总要捡起来,抬起头来使劲背上,随着背上的东西越来越重,小虫越来越疲劳，可它还会不停地往背上加东西。蝜蝂背部非常粗糙，东西堆积在上面散落不了。最终它被压倒在地，爬不起来。这种小虫还很喜欢登高，用尽所有力气也不停止，但是由于身上的东西太多，它总是从高处摔下来。

在这则寓言故事里，柳宗元借小虫蝜蝂揭露和讽刺了嗜取者贪得无厌的面目和心态。由此可见，过度的贪婪总要付出相应的代价，甚至可能会失去生命。作为自然界中一种低级物种，小小的蝜蝂为了生存，不善择取，见了东西就背的天性和本能情有可原。人类作为万物灵长，本应比这种小虫更精明，更懂得放弃。然而事实并非如此，在平时的工作和生活中，有些护士面对诱惑，私欲膨胀，像蝜蝂一样贪得无厌，直至摔得粉身碎骨。所以，常弃非分之想，是一种觉悟、一种境界。

从古到今，不知有多少人因不能控制自己的贪欲和私欲而变成贪污腐化之徒。古人云："天下之福，莫大于无欲；天下之祸，莫大于不知足。"意思是说，天下最大的福气是没有贪欲，最大的灾祸是贪心不足。古人的提醒和告诫语重心长，苦口婆心，好护士一定要记住这些金玉良言，守住欲望闸门，否则就会一脚踩进欲海深渊，走上了一条不归路。

乐喜，字子罕，春秋时期宋国人，出身贵族，公元前 564 年开始执掌国政。

有一次，宋国有个人得到一块精美的玉石，想献给子罕，子罕拒不接受。献玉的人以为子罕怀疑玉石是假的，便说："这块美玉我请玉匠给鉴定过，他说是块宝玉，所以才敢拿来献给你。"

子罕回答说："你以玉为宝，我以不贪为宝。如果我收了玉石，你失掉了宝，我也失去了宝。所以，我们还是各存其宝为好。"

子罕"以不贪为宝"的美德，成为历史上的佳话，为历代所褒扬。

子罕，一个春秋时期的官吏，深深知道"廉"与"贪"的利害关系，能自觉地"以不贪为宝"，面对他人行贿时，既没有声色俱厉的呵斥，也没有居高临下的说教，更没有义正辞严的谴责，在看似平常的几句话中，我们听出了其中蕴含的千钧分量，看出了子罕清明廉洁的人格魅力。

《宴子春秋·内篇杂下》中有这样一句话："廉者，政之本也，民之表也；贪者，政之祸之，民之贼也。"从政如此，做人更是如此。廉，是一切事业的根本；贪，是一切祸害的根源。古代有这样一副对联："自古廉洁奉公，流芳百世；从来贪赃枉法，遗臭万年。"很显然，这副对联告诉我们，只有清正廉洁的人，才能流芳百世；而贪欲纵横，只有遗臭万年。廉洁不是装样子，也不是作秀，更不是自欺欺人的把戏，演给别人或是自己看的。廉洁要求的是实实在在，是从内心到行动上都清清白白、干干净净。主动承担廉洁责任，才能自觉地履行职责，强化廉洁行为，以廉洁为荣，以腐败为耻。

在工作中，廉洁需要我们经常加强道德品质修养。在经济大潮下，很多护士被物欲冲昏了头脑，"一切向钱看"，唯利是图，唯利为大，贪心无尽，欲壑难填，官升了，级晋了，却永不满足，一贪再贪，最终陷入腐败的泥潭，毁了自己的一切。所以，我们护士要戒除内心的贪欲，经得住生活中的种种诱惑。医护工作是一项公正崇高的事业，为了坚持公正原则，必须廉洁从护，从我做起，这样才能在经济大潮中耐得住寂寞，不为灯红酒绿所动，不为花花世界所迷，把各种干扰和诱惑挡在心灵之外，做一个洁身自爱的好护士。

廉洁在哪里？廉洁不在好高骛远里，也往往不在轰轰烈烈里，廉洁就在你的身边、手中、脚下，就在你平凡的工作中。一个人有无廉洁之心的分水岭就在平凡的工作表现里。廉洁体现了护士最珍贵的情感。这不仅是崇高品质的体现，而且可以使其工作快乐、心情舒畅。廉洁的护士，无论干什么、走到哪里，他都能得到别人的信任和尊重，更能获得属于自己的一份荣幸。因此，让廉洁思想渗透心灵，才能真正让一个人的理想开出最美的花。

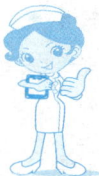

3

因病施药，不让患者花冤枉钱

古人云："医者，仁术也。"在看病难、看病贵的今天，"仁术"更集中地表现为"廉"术。所谓"廉术"，含有"廉价"和"廉洁"两层意思。对医务工作者来讲，就是以救死扶伤为天职，不以贪图私利为目的，做到廉洁行医，因病施药，不让患者多花冤枉钱。

如今，人们普遍呼吁"病不起"。因为不管是什么病，只要进了医院的门，即使小小的感冒，至少也要花几百元才能出得来。现在的医院，普遍将小病大看，尽管只是发烧头疼，只要到了大医院，一定给你做全套检查，有些根本是没有任何必要的。明明是很好治的小病，硬是被医院当成了大病治。可见，如今某些医务工作者的道德已经沦丧到让人难以置信的地步了。比小病大看更可怕的是胡乱看，开些根本不对症的"贵药"，这是置生命于不顾，视人命为草芥。这如何不让患者心生不满，又如何能让患者尊敬这样的医务工作者？正是因为当今社会，很多的医务工作者丧失了医德，使得医风不正，医信丧失，才导致医患互不信任，关系紧张，纠纷不断。

李小姐的小孩 6 个月的时候，刚长牙，一不小心感冒引起了气管炎。她对此很是着急，于是怀着对大医院的信任，她把小孩带到了某市妇幼保健医院看病，第一天花了 100 元输液，喷喉。拿了一天药，然后晚上小孩还是低烧，没有好的迹象，这让她更加担心了。第二天去了还是一样的步骤。一连来了 9 天，每天都要坐一个多钟头车，小孩还是没有好转。后来医务工作者建议小孩住院。住了4天花了1000多元,加上之前的9天一共用了2000多元,竟然还是没有一点好转,连反复发烧都没治好。在某市妇幼保健医院时,宝宝打针都打肿了,头上全都是针孔。不知道那些护士是不是实习生,每次都要扎上好几次才找到血管,让李小姐感到很心痛,这时她已对某市妇幼保健医院失去了信心,于是选择了出院。

出院后,她听说一个卫生院有个老医务工作者很厉害,于是就去了。李小姐拿出病历本给老医务工作者,老医务工作者看也不看,说"不用看那本子"。他直接拿听诊器一听,就说:"是气管炎。"因为李小姐在医院时听医务工作者说"气管炎不好治",就急了,问老医务工作者:"那好治吗?"老医务工作者一听:"这个好治。"这时,李小姐才放下心来。可一看宝宝头上的那些针孔她又急了,忙问老医务工作者:"那要打针吗?"老医务工作者说:"那么小,打什么针,越打越重。"后来,老医务工作者给宝宝开了一些药,开了洗澡用的中药,还有敷在背上的中药包和两种西药,总共才27元。当天晚上宝宝就没有发烧了,咳嗽明显轻了。一连看了4天,宝宝就不怎么咳嗽也没有反复发烧了。为了保险她又去了3天,宝宝就好了。一天20多元,7天也才100多元。

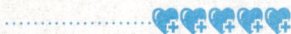

当今老百姓普遍感觉看病难,其中很重要的一个原因就是医务工作者这个行业的道德缺失,不管病人是不是消费得起,多开药,开贵药,"黑"这个词语一时间成了医务工作者的专有形容词。在一些医务工作者的心目中,病人等同于"财神爷"。他们一味地追求经济效益,而忘了自己的职责,将病人的生死置之不理。只收钱,不治病,或者说,在治病的过程中不是以病人的病情为出发点,而是尽可能地谋求利益的最大化,使患者苦不堪言,医患纠纷的发生就成为了一种必然。这和构建和谐社会的目标很不相符,加强医务工作者的职业道德建设迫在眉睫。

作为一名护士,不应该将自己的利益叠加在病人的身上。社会尊重医务工作者,人民感谢医务工作者,医务工作者做了很多救死扶伤的好事,功德无量。因而护士应当保留一颗仁爱之心,而不能堕落为疯狂敛财的"黑心魔鬼"。在护理过程中,要本着"以病人为中心"的观点,做到对症治病,因病施药,树立诚信,这是促进医患和谐的重要举措。

> "我的父母都是农民,农村的医疗条件我最有感触,所以我从不让患者在我这里多花一分冤枉钱。"张秀平的个头不高,说话掷地有声,对患者的关心是因为她深知患者的不易。用她自己的话说"我觉得我对得起白衣天使的这份称号。"
>
> 一次,一位伊丹镇心合村的患者慕名找到了她,患者拿着诊断的片子问她要不要再做一次全身检查,而这笔费用高达1800元。张秀平知道,这根本不用再次进行检查,所以直接就拒绝了她,而患者却还担心检查不全面,无法确诊。后来,这笔费用被张秀平省下,用于治疗之中,赢得了患者的信任。
>
> 在19年的从医经历中,张秀平更是多次提请院领导,为家庭困难的患者免除医疗费用。2011年的8月,张秀平收治了一位伊通县伊丹镇心合村的男患者,本来已经转往长春的一所大型医院,但巨额的医疗费用让他无法承受,患者只好转回伊通县人民医院治疗。"这位患者下肢血栓,有肺炎,已经骨瘦如柴,发热持续不退,不能行走。"张秀平说,随时可能发生感染性休克、脓毒症进而危及生命。
>
> 如果因为医疗费用放弃,面对一个年轻的生命,张秀平无法这么去做,而是想尽一切办法解决问题。在向院长汇报后,经院委会研究决定,免除了该患者的医疗费用。"感谢你们给了我第二次生命。"患者出院后,和张秀平成了朋友。

每一名医务工作者,都要视廉如生命,把"廉"当作道德铁律,为构建和谐社会贡献力量。当前医风不正,一个最重要的表现就是医务工作者不按病人的病情开药,而是故意多开药,多做检查,开所谓的"大处方",其目的不是为了能尽快地给病人治好病,而是为多创收,为自己多谋利。像这样只注重经济利益而完全置患者的利益于不顾的行为,怎么能受到患者的拥戴和认可呢? 古人说,良医者,常治无病之病,故无病;圣人者,常治无患之患,故无患。事后控制不如事中控制,事中控制不如事前控制,中国自古就讲"万事防为先""防患于未然""防微杜渐"等道理。人们总认为,能解决"大病"的人才是"大专家",殊不知能治好"小病"的人才是最了不起的。因而,医务工作者在给病人治病的时候,要做到对症下药,而不是时刻想着经济效益,故意把小病看大,把不该做的检查全都做了检查一遍,不必吃的药也开上几大包给病人。这样做不仅浪费宝贵的医疗资源,而且也严重损害了医务工作者的形象和口碑,失去了在广大患者中本应高大完美的形象,加剧了医患关系的紧张程度,使医患对立更为严重,也使医务工作者的职业危险度越来越高。所以,我们每一个医务工作者都应当自觉自律,诚实行医,才能创建真正和谐的护患关系。

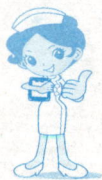

4

严格自律,拒绝红包和回扣

护士在工作中要廉洁自律,拒绝红包和回扣,自觉抵制各种诱惑。对于护士来说,廉洁是最基本的职业操守,是我们必须坚守的道德底线。对于医务工作者拿红包收回扣的现象,无论是国家卫生主管部门,还是各地医疗机构,都是三令五申禁止的。但是,护士乱收红包现象依然十分严重,几乎成为行业腐败的一个"典范"。护士收红包是不道德行为,要坚决杜绝。卫生部规定，凡是收红包、拿回扣的医务工作者都将被取消行医资格。这些情况虽然发生在少数人身上，但损害了群众切身利益，败坏了卫生行业的良好形象，影响党和政府与人民群众的血肉联系。

医务工作者收受红包，早已不是"秘密"。据称，有医院内部调查但未外传的资料显示，至少七成患者送过红包或有过送的念头。送红包在外科、骨科、神经外科、心胸外科、妇产科等科室的手术中比较多见。在某市的一家妇产科一间 4 人的病房里，有 3 人是剖官产，都不同程度地给主刀医务工作者、麻醉师送过 500～800 元，只有那位顺产产妇的家属表示没有送红包。在一间 3 人儿科病房，两个是做疝气手术，一个做心脏手术，3 位患儿的家长都点头承认"打点"过医务工作者。一般来讲，医院档次越高，医务工作者收红包的几率越大，数额也越多。红包也有行情。红包到底送多少合适？往往根据城市经济情况、医院等级、手术大小、患者经济情况而综合决定。

患者给医务工作者送红包，无外乎三种情况：第一种情况，患者由衷感激自己的医务工作者，派送红包表示一下心意；第二种情况，患者或许不信任医务工作者，派送些红包；第三种情况，是想从医务工作者手中谋取优于其他病人的某种特权派送些红包。

一位麻醉师说，自己没法拒绝病人的红包，很多病人非要送红包，要是不收，病人家属反而觉得不放心。就麻醉师而言，病人家属会担心麻醉部位准不准、麻醉药剂量够不够等。如果马上就拒绝，病人还会联想到送的钱太少或医务工作者手术时不尽心，不如收下来省心，也交个人情。当然如果病人连住院费都交不起，送红包他也不收。他知道，国家规定不应该收红包，但为了病人安心，他也就随大流了。

也有人辩解说，医务工作者收红包是"情非得已"，是"礼尚往来"的具体表现，医务工作者不收反而对不起患者，让患者心里内疚不安而指其项背。并且分析说，医务工作者给患者治病，患者愈后答谢医务工作者纯属人之常情，无可厚非。这些认识显然都是错误的。在工作中，护士要自觉自律地抵制红包，所谓"拿人手短"，接了人家的红包，自然要接受别人的请求,这种"交易"的行为既会损害集体和他人的利益,更会使自己身陷泥淖无法自拔。

这几天,家住城区的曾大爷心里有些纠结,一个原本送出去的"红包"被退回来了,而且对方还捎来了亲切的问候,这让他很感激,也很过意不去。10 月 13 日,曾大爷因高血压病发住进了区中医院,由于儿女不常在身边,曾大爷受到了病区护士杨盼无微不至的护理,为了表示感谢,曾大爷悄悄塞给杨盼一张 300 元的购物卡。曾大爷说:"她一是技术好,输液时感觉不到痛,二是服务很周到,测血压,请她她就来了,测了后还告诉我低压是多少高压是多少,我就很感谢她。"

而当时护士杨盼一看是张 300 元的购物卡,感到很震惊,就想立即还给他,当时曾大爷不要,杨盼趁他去吃晚饭的时候,把卡放在他的抽屉里,然后给他打了个电话说了此事。10 月 27 日,曾大爷病愈准备出院,临走时,他和老伴再次找到杨盼,执意要把这张购物卡送给她。见无法推辞,杨盼赶紧将情况向护士长进行了汇报。

护士长王雪说:"因为病人有高血压才恢复,怕情绪激动,杨盼知道他的家属中午要来帮他办出院手续,就立即回来给我报告这个情况,我说,那等他家属来的时候,我们再把卡还给他家属。"于是,病人的儿子来给曾大爷办出院手续的时候,杨盼就把卡和出院条给了他儿子。看到购物卡又回到了自己手中,曾大爷非常感慨。曾大爷说:"虽然购物卡金额只有 300 块,但我内心非常感谢她,她不收购物卡我认为她精神很可嘉,这就是正直、公正。如果大家都这样,我们这个社会风气就好了。"

护士只有自律,才能保持廉洁的本质。收受"红包"、乱收费等在社会上造成恶劣影响,损害了群众利益,败坏了医院形象。对此,既要靠护士的严格自律,更要靠规章制度的约束,以实现自我控制,保持良好的职业风范,从而形成团结和谐与积极向上的工作氛围。所以说,廉洁不是装样子,也不是作秀,更不是自欺欺人的把戏,演给别人或是自己看的,廉洁要求的是实实在在的行动,主动承担廉洁责任,才能自觉地履行职责。作为医务工作者,责任重大,只有牢固树立起廉洁意识,才能真正自觉正确行使手中的权力,更加珍惜现在的工作岗位,更有效地从源头上预防和解决腐败问题。

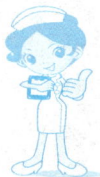

5

秉公办事,谨防人情陷阱

护士在工作中,需要秉公办事。公正廉洁是护士职业道德的核心内容。在工作中,只有公正严明,大公无私,才能树立良好形象,才能让人心服口服。不管你坚守在哪个岗位,不管你有多大的权力,秉公办事是对肩负职责的最好交代。

无论历史如何发展,无论社会怎样进步,公正廉洁永远是时代的呼唤,永远是人民的期盼。自古以来,凡是能够秉公办事的人,无不在老百姓心目中享有崇高的威望,为后人树立了一座座丰碑。这在不正之风盛行的情况下尤显可贵。秉公办事的人,任何时候都能坦荡磊落,得到尊重。只有在工作中秉公办事、生活里两袖清风,才能真正问心无愧、理直气壮地面对所有人。

一千多年以来,包公在历代人的心目中,一直是铁面无私、刚正不阿的"包青天"。今天,包公的形象仍然活跃于戏曲、小说和民间传说里。

1040 年，包拯出任端州知府。在任期间，包拯铁面无私，两袖清风。端州出产一种有名的砚台，叫端砚，每年要向朝廷进贡。由于当地官吏和豪绅等层层加码克扣，端砚的产量虽多，却变成了百姓的沉重负担。包拯下令，豪强官吏不得贪污，只能按规定数量向朝廷进贡。而他自己直到离开端州，也不曾想要一方端砚。

由于包拯这种铁面无私的性格，受到了上司的赏识。1043 年，包拯调到开封，被任命为监察御史。当时，监察御史虽然没有多大实权，但对包拯来讲却十分重要，因为包拯可以直接参与朝政，并且可以对于朝廷各个方面提出看法和建议。其间，包拯尽职尽责，不敢有丝毫怠慢，提出过许多积极的建议，出色地完成了自己的工作。

1046 年，包拯调任为三司户部判官。当时的三司是中央财政机构，户部掌管全国户口、两税等，户部判官协助三司使的工作。不久，包拯先后担任京东、陕西、河北转运使，转运使负责省一级的财政、监察等行政事务。在地方，包拯十分重视体察民情，要求朝廷让百姓休养生息而安居乐业。两年之后，包拯工作出色，再次得到提升。

1050 年，包拯升任天章阁待制、知谏院。天章阁是存放朝廷图书文献的地方，待制之衔有名而无权。然而，知谏院兼任谏官之职，却十分重要。谏官的任务是向皇帝进谏朝政的弊端，可以涉及朝政的所有方面。对这个岗位，包拯更不敢懈怠，他不怕得罪权贵，对横行不法的权臣屡次抨击。

为了立太子的事，包拯冒死直谏，公开对皇帝说，我已经老了，而且没有儿子，如果认为我说得不对，也不要紧，反正不是为了自己想升官发财。皇帝知道包拯为公事，没有私心，认为这事可以商量。包拯又说，宫内的亲信宦官权力太大，待遇太高，应该精简人员和开支。这可是要得罪皇帝的亲信左右，会招来不测之祸。皇帝还算开明，说："忠鲠之言，固苦口而逆耳，整有所益也，设或无益，亦无所害又何必拒而责之。"意思是说，忠言逆耳，良药苦口。如果不是当时的皇帝还算开明，包拯早已人头落地了。这种刚正不阿的大无畏气概，使当时的老百姓和一些有正义感的官僚对包拯都很钦佩。

后来，包拯又到河北、安徽、江苏等地任地方官，1056年才回到京城，任开封府尹。开封城里有一条惠民河，河的两岸，既有平民住着，也有达官贵人的住宅。有一年，天下大雨，河水泛滥，淹没街道，使许多平民无家可归。是什么原因造成了泛滥成灾呢？包拯经过调查，了解到河塞不通，不能排水的原因在于大官僚和贵族们在河上筑起了堤坝，将坝内的水据为己有，种花养鱼，并且同他们的住宅连在了一块，成了水上花园。包拯怎么能容忍这样的事情呢？他立即下令疏通惠民河，挖掉堤坝，冲走水上花园。这下，贵族们生气了，有人自恃权大位显，告到皇上那里。包拯拿出证据，证明他们非法建造水上花园。皇上也不好说什么了。这样，惠民河疏通了。

包拯办案，不徇私，不舞弊，所以当时的百姓，男女老少都知道"包公"的美名。开封的群众更把包公传为救世主。他们说："关节不到，有阎罗包老。"意思是说，如果你找不到打通关节的路，也不要着急，因为有包拯替我们做主。

秉公办事，不讲人情，这是包拯做人的标准，也是我们学习的榜样。一个合格的护士，一定是一个公私分明的人。公正廉洁、秉公办事，是一个人所必须具备的基本素质和最起码的道德品质，这也是我们每个人工作所赋予的职责和使命所决定的。

古人云："公生明，廉生威。"意思是只有公正、公平才能使人明辨是非，只有清正、廉洁才能使人不为权势左右，平生威严。对护士来说，这个道理同样适用。工作中秉公办事，才能按照公平、公正的原则，把公利与私利统一起来，在遇到矛盾的时候，要以集体和国家利益为先，做到先公后私，不徇私情，秉公论断。如果公私不分，就容易从个人的感情和利益出发，就很难做到公正、公平。因此，好护士在工作上要严格执行廉洁从业规定，不徇私不舞弊，不乱讲人情。中国是一个人情社会，每个护士都有一些人情来往。何谓"人情往来"？人情往来，基础是一个"情"字，是在日常生活中因传统节日，相互间无条件地馈赠财物的行为，是与非正当利益无任何联系的。"人情往来"是一种人与人之间以"礼尚往来""来而不往非礼也"等增强人际关系的相处之道。但现在，"人情往来"往往被扭曲和异化了。尤其需要注意的是，手握一定职权的护士，因为在这些人情背后，有些人会不断纵容自己，做出以权谋私的事情，最终形成人情腐败。在平时的生活和工作中，护士一定要加强对"人之常情"的警惕，这是一个温柔陷阱，其中隐藏着不良企图。

事实上，"人之常情""礼尚往来"的实质很多人都是知道的，只不过他们掩耳盗铃地认为，所谓"贿赂"二字，不过就是朋友间的正常交往，算不得什么大问题。然而，法网恢恢，疏而不漏，披着"人情"外衣做违法乱纪之事，最终都难逃法律制裁。护士应自觉修身立德，正确处理是与非、公与私、真与假、虚与实的关系，在各种诱惑面前做到眼不花，嘴不馋，手不伸，心不贪，做到不义之财不取、不仁之事不为、不法之地不去、不正之风不沾。不以私情废公事，不拿原则做交易，当好原则的"守门员"。

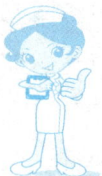

6

谨遵廉洁规定,永葆护士清廉本色

好护士要自觉遵守法律法规和企业廉洁规章制度,在工作中自律自己的行为,逐渐养成良好的廉洁习惯。只有认真权衡遵纪守法与贪污腐败的得失轻重,时刻把握自己的人生方向,筑牢拒腐防变思想道德防线,才能成为遵纪守法的模范,才能保证工作的质量,保证廉洁。

《明史》记载了这样一个故事:一日早朝,明太祖朱元璋忽向到班候旨的群臣提出一个问题:"天下何人最快活?"众人各抒己见,莫衷一是。有人说功高盖世者最快活,有人说金榜提名者最快活,有人说身居高位者最快活,有人说富甲天下者最快活……听了群臣这些回答,朱元璋不是很满意,于是皇帝面露不悦之色。沉默片刻,一个名叫万纲的大臣说:"天下守法度者最快活!"朱元璋听后连连点头,当场夸赞万纲的见解独到。

古往今来,无数事实证明,凡是守法纪者总能做到是非分明,处事秉公,以正立身。不能自觉守法纪的人肯定会终日不安,提心吊胆的。一个封建朝臣能有如此见识,确实不简单。要做到守法纪,首先需要护士对法纪心存敬畏。遵纪守法是好护士的基本素质。由于多种原因,护士队伍中可能会出现一些违法乱纪的不良现象。比如,个别人私欲膨胀,无视法纪,偷盗企业财产,或为了个人利益出卖企业利益,既违反了护士的基本行为规范,也背离了护士的道德要求。做遵纪守法的护士,就是要远离这些不良现象,用纪律、用法律约束自己的行为。

要做到遵纪守法,必须学法、知法、懂法。护士的行为举止都应该在法律的范围内进行,在制度的框架内进行,超越了法律和制度的底线,那就是对法律和制度的危害,就可能做出违法违纪的事情,这是要不得的。遵纪守法,不单是每一个护士的义务,也是我们维护幸福生活的保证。生活在一个法制的社会里,工作在一个有制度、讲秩序的环境里,护士才能有安全感、稳定感。和谐稳定是每一位护士的期望,也是社会共同追求的目标。我们每一个护士,有责任有义务维护社会共同的利益。有些护士,只想着多挣钱,甚至想着利用自己手中的职权挣更多的钱,却没有从法制层面上意识到:只能挣合理、合法的钱,不能奢望非法之财。在法律的范围内,我们的权利会得到保障,我们的利益会得到实现。遵守法律法规,我们才会有良好的生活秩序、生产秩序、社会秩序,我们才会实现自身的权益,维护自身的利益。

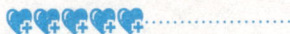

她从医已有20年,升任护士长后,带领15名护士在平凡岗位上默默奉献青春;她婉拒了产妇一个又一个红包,但服务质量从未"打折";她拒收"变相红包",以廉洁维护了白衣天使形象。她就是海安县人民医院产科护士长姜冬梅。

产科,是专门接待产妇生宝宝的地方。医护人员的责任心,一刻也不能松懈。一名产妇顺产生下一个男婴,但小宝宝的吮吸力差,奶水吸不出来,而此时的产妇乳房涨得不得了,很是难受。姜冬梅发现后,帮助产妇"挤奶",一次不成功,再来第二次、第三次一个多小时,终将奶水挤出。为感谢姜护士长的帮忙,亲属们送红包却被她婉拒,孩子满月时专门来邀请她赴宴,也被婉言谢绝。像这种由衷感谢送红包的事情,姜冬梅也记不清有多少次了。

不少产妇和亲属都有这样心态,生宝宝是大事,找个"妈子"来照应,一天也要一二百元。请产房的护士多关照一点,效果比请"妈子"好,包个红包,打个招呼,自己心里才踏实。但他们送红包的敬意都被天使们谢绝了,红包送不进去。姜护士长婉拒红包时，说得最多的一句话是："我是护士，帮做这点事是应该的。"人民医院产房不收红包的事，赢得了社会的交口称赞。

"马年"春节前的二十九日下午，姜冬梅发现自己的移动手机上出现信息提示：刚充的600元话费已到位。开始，她认为是医院统一办理的，2个小时过后，手机上又收到一条信息，是一个陌生电话号码发来的："姜医师您好，节日将至，没有买东西送您，给您充了600元话费，聊表心意。"第二天上午，姜冬梅打电话到医院办公室，询问是否为其充了话费，得到否定后，她立即向院廉政办洪箭主任报告了变相送红包的事情，随后，她和洪箭主任一起到财务科，把600元话费进行上缴。是谁送话费给姜冬梅的呢？经过查询，是一位"催乳师"送的。"催乳"是近几年刚兴起的一种服务行业，为了拉生意，这些人都想打入医院的病房，一两个小时的收费在300元左右。为了能扩大业务，"催乳师"利用节日送礼品给护士"套近乎"，是为了请护士们今后帮忙拉生意。但在这里，她们碰壁了。

廉洁好护士，自有人尊敬。姜冬梅和她的团队姐妹们，用实际行动谱写了看似平凡、实则动人的故事。

作为护士，一定要用法律和纪律规范自己的行为，树立牢固的守法意识，不做违法的事情，否则会受到法律的制裁。护士还要注意养成遵守法律法规的良好习惯，要严格要求自己，从小事做起，从身边的事做起，使遵守法律法规成为自己自觉的行为。要以党和人民利益为重，恪守"救死扶伤、治病救人"职业宗旨，杜绝收受红包、回扣、提成等有损"白衣天使"形象的不廉行为，切实纠正医疗服务中的不正之风。只有遵守廉洁规定，廉洁才会有外力制约，才能让护士不做僭越法律之事，才能最大可能保证企业的利益和合法权益不受侵害。在工作中，知法守法，遵守制度是护士必须恪守的准则。只有知法，才会知道哪里是法律的红线不能碰；只有守法，护士才能有更大的自由空间去做人做事。因此，强化法律意识，才能永葆护士清廉本色。

第八章

勤奋学习,精益求精:不断提高护理业务水平

护士要善于学习,必须对技术精益求精,及时更新知识结构,积极应用心理学、社会学、美学、伦理学等相关学科知识,做好护理工作。只有不断地充实自己的头脑,才能跟上时代的发展。

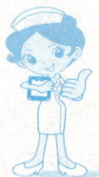

1

热爱工作，掌握过硬的护理本领

　　护理工作是充满爱和照顾的工作，没有善心的人不可能做好护理工作。护士在工作的过程中要善于学习，与时俱进地做好自己的本职工作，让自己能够更好地满足日益增强的看病要求。

　　护士善于学习业务，不断提高专业技术水平。专业就是和别人相比，你擅长什么。专业是一种职业精神，它不仅仅是对于一个职业的忠诚，而是一种职业使命与敬畏。专业精神是职业化的前提，职业化的人才首先必须是具有专业精神的人才。要想在市场上取得竞争优势，需要一大批职业化的员工为其提供专业化的服务。随着社会化大分工与市场经济的发展，更多地需要专而精的人才，需要他们对自己的专业钻得深钻得透，而非蜻蜓点水一般的万金油。医学科学也是如此。只有尽快熟练掌握护专业理技术操作，炼就一手过硬的技术操作本领，才能在为患者救治过程中，以丰富的知识、娴熟的技能解除病人的痛苦、抢救生命。

　　在长春市儿童医院内有一位"传奇"女护士，她在18年的工作中练就了一手静脉穿刺的好本领，静脉穿刺成功率达到98%，被同事们赞为"一针见血"。

　　"王姐，快来支援啊，排位0252号的宝宝满头湿疹，无法辨清血管位置，不好下针啊。"在5号静点台，一位护士看着正在哭闹的小宝宝皱起眉头。在静点台上0252号宝宝头上长满湿疹,皮屑与疙瘩覆盖在皮肤上肿胀发红。"宝宝才3个月大,不知为啥头上长满湿疹。"宝宝的妈妈介绍,先前有好几个护士为宝宝扎针,但是她们在宝宝头部找了一圈都没发现体表的静脉血管,只好放弃了。

随后,静点中心的护士长王玉茹来到了宝宝的身边。她用手轻轻在宝宝头上按了几下,找好血管位置,拿起静脉注射钢针,将针头轻轻推入皮下,只见一道血线出现在静脉滴管内,静脉穿刺成功了。王玉茹从找血管到静脉穿刺成功只用了1分钟。

"这个宝宝的头皮因患上湿疹,所以体表发硬,且容易造成破损,不利于护士寻找静脉血管,不过我在指压静脉血管时感受到血管处的"凹痕"感,再通过经验判断静脉在皮下的深度,才完成了静脉穿刺。"王玉茹说。

王玉茹今年38岁,从事医务工作18年,她的静脉穿刺成功率达到98%以上,人称"一针见血"。平时别的护士完成不了的静脉穿刺任务都会找王玉茹帮忙,王玉茹只需一针就会马到成功,很多患者家属都是特意来医院找她扎针。提到"一针见血",王玉茹说,她并没有什么神功,也不是什么"大侠"。在静脉穿刺时,镇定非常重要,排除一切杂扰,用心去感觉皮下的静脉位置,把钢针顺着15度角斜刺进皮肤里,轻轻推入就能够完成静脉穿刺了。"如果宝宝哭闹,我就会先安抚,让宝宝在平静的状态下接受静脉穿刺,且不能强按住宝宝,否则宝宝会挣扎得更强烈。"王玉茹说。

医疗护理技术是行医的先行条件。如今,广大群众对健康的要求不断提高,对护理工作的科学性和技术性要求也日益增强。这就需要护士能及时、准确地发现并判断病情变化,做到最大限度地减轻病人的痛苦。

如果技术不扎实、不精湛,很容易引发护患纠纷。因此,作为护士也要不断提高自身的业务水平,刻苦钻研,提高综合素质,以便适应护理科学的发展,做人类更好的安全卫士,守护天使。

❤❤❤❤❤❤ ⋯⋯⋯⋯⋯⋯

完颜玉洁是某口腔医院护理部总护士长。可能很多人觉得口腔专科医院的护士肯定不像综合性医院的护士那么忙,那么累,患者对他们也不会有太多的印象和感动,可是完颜玉洁坚信:护士在口腔护理的芳草地里,定能盛开娇艳欲滴的鲜花;定会结出芬芳醉人的硕果。因为,一名口腔专科护士不光要有爱心、责任心、同情心,更要有学无止境的态度。

完颜玉洁是临床护理专业毕业的,曾经在综合性三级医院重症监护室工作了三年,应该说,她的护理技能是顶呱呱的。由于爱人工作调动,后来她来到了口腔医院,成了名口腔专科护士。看到和自己年龄差不多的同事们都挺友好而团结,她觉得,凭着自己的勤劳和智慧应该很快就能胜任这份工作。但是,口腔护理的工作并没有她想象得那么简单,上班第一天,就遇上了头疼事儿。

童童是一名3岁男孩,这天他因为牙疼来就诊,由于童童是第一次看牙,很恐惧,在检查之前他已经开始哭了,不愿意躺在治疗椅上,哭着跟医护人员谈条件,无论医生怎么劝说,他一直不肯张开嘴,急得完颜出了一身汗。后来,在孩子妈妈的帮助下总算开始了第一次治疗,治疗很快在孩子的哭声中结束了。完颜没想到自己第一次护理配合就碰到了这么令人头疼的事,真的是很失败。如果下次再遇到类似的患者怎么办?

下班后她没有急着回家,而是拉着工作时间比较长的护士听取经验。回到家,她突然想起,应该上网查询儿童患者的心理需要。原来,每个阶段儿童的心里是有差别的,2～3岁的儿童自主性很强、个性表现突出、自我意识开始发展,希望被赞扬和认可;对新鲜事物充满好奇;对事情有自己的分析和观察能力;喜欢做自己想做的事情;要求得到关注。看了这些,完颜暗下决心,一定要做好充足的准备迎接童童下次复诊。为了赢得这个年龄段小患者的信任,她准备了各种类型的小粘画、彩色的气球、白纸和彩笔。

一周后,看到童童在妈妈的陪伴下来复诊了,完颜赶紧迎上去,热情地和童童打招呼,她拉着孩子的小手,鼓励他说:"童童是小小男子汉,一会儿给小牙'洗澡'时不用妈妈陪着也会很乖,会很好地跟阿姨配合,阿姨相信童童一定会很坚强的!如果童童表现好了,阿姨会有小礼物赠送,这个小礼物可不是随便哪个小朋友都会给的哟!"看着孩子对小礼物充满了期待的眼神,她知道自己离成功很近了。很多孩子有父母在身边陪伴时配合性很差,完颜和孩子的母亲说明情况后,让孩子妈妈在候诊厅等待。有了前面的鼓励和礼物的诱惑,童童很听话地跟着完颜来到诊室,躺在椅位上准备治疗。不出所料,孩子没有像上次那样哭闹、不张嘴,只是有点紧张不安。在完颜的鼓励下,孩子很听话地张大嘴巴,配合着医生的操作,治疗很顺利。治疗结束后,她拿出小礼物让孩子自己选,看着孩子满足的表情,完颜忽然觉得自己需要学习的东西还有很多……

不辞劳苦,不断追求完美护理服务的完颜玉洁很快通过自己的努力得到了同事们的赞许和领导的肯定,工作一年之后,她被破格提拔为护士长。工作之余,她经常给护理部的姐妹们说:"护理这份职业是普通的、琐碎的、辛劳的,我们要在普通中收获成长,以良好的精神面貌、高度的责任心和过硬的技术满足每一位患者的服务需求!才能在辛劳中收获欣慰,在琐碎中收获人生的价值!"她是这么做的,她带领的口腔护理团队也是这么做的。

学习要与工作相结合。一是学以致用。把学到的科学理论和各种知识转化为解决实际问题的能力,转化为推动科学发展、促进社会和谐的能力。二是用以促学。带着实践中的问题学,通过各种方式的学习寻找解决问题的答案,在解决问题的同时进一步完善知识结构,这样的学习更有针对性。

总之,护理工作的着眼点不仅仅是人患了病,更强调的是患病的人,护理的目标是在尊重人的需要和权利的基础上,提高病人的生命质量,促进健康,预防疾病和减轻痛苦。仅就职业而言,每一位从业人员都要不断地提升自己,使得自己能符合岗位的要求,而在这一过程中,最好的方法是保持善于学习的工作作风。

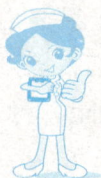

2

提高自身的护理素养,做好职业规划

随着时代发展和知识节奏加快,医学事业也迅速发展,护士固有的知识贮备是远远不够的,所以要进行充电,与时俱进,从理论和实践上不断学习新的医学知识和不断总结工作经验,更好地运用到以后的工作中,不断提高自身各方面的综合素养。

护士自身各方面的综合素养包括以下多个方面:

(1)身体素养:指体质和健康(主要指生理)方面的素养。

(2)心理素养:指认知、感知、记忆、想象、情感、意志、态度、个性特征(兴趣、能力、气质、性格、习惯)等方面的素养。

（3）政治素养：指政治观点、政治信念与信仰等方面的素养。

（4）思想素养：指思想认识、思想觉悟、思想方法、价值观念等方面的素养。思想素养受客观环境等因素影响，例如家庭、社会、环境等。

（5）道德素养：指道德认识、道德情感、道德意志、道德行为、道德修养、组织纪律观念方面的素养。

（6）科技文化素养：指科学知识、技术知识、文化知识、文化修养方面的素养。

（7）审美素养：指美感、审美意识、审美观、审美情趣、审美能力方面的素养。

（8）专业素养：指专业知识、专业理论、专业技能、必要的组织管理能力等。

（9）社会交往和适应素养：主要是语言表达能力、社交活动能力、社会适应能力等。社交适应是后天培养的个人能力，是护士职业素质的另一核心之一，侧面反映个人能力。

（10）学习和创新方面的素养：主要是学习能力、信息能力、创新意识、创新精神、创新能力、创业意识与创业能力等。学习和创新是个人价值的另一种形式，能体现个人的发展潜力以及对企业的价值。

知识就是力量，是一个护士的核心竞争力，学习是每一位职业护士一生的功课！一个护士可以不漂亮，可以不美丽，甚至可以没有多少气质，但是绝不能没有知识与修养。综合素养是劳动者对社会职业了解与适应能力的一种综合体现，其主要表现在职业兴趣、职业能力、职业个性及职业情况等方面。护士综合素养是个很大的概念，专业是第一位的，但除了专业，敬业和道德是必备的，体现到职场上就是护士职业素质；体现在生活中就是个人素养或者道德修养。护士要提高自身的护理素养就要学会制定完善的个人职业规划。职业规划，是指个人发展与组织发展相结合,对决定一个人职业生涯的主客观因素进行分析、总结和测定,确定一个人的事业奋斗目标并选择实现这一事业目标的职业,编制相应的工作、教育和培训的行动计划,对每一步骤的时间、顺序和方向作出合理的安排。对好护士来说,有一个合适的职业生涯规划才能更好地发展自己。

职业规划要求你根据自身的兴趣、特点,将自己定位在一个最能发挥自己长处的位置,可以最大限度地实现自我价值。职业规划实质上是追求最佳职业生涯的过程。良好职业生涯规划具有以下特点:第一,可行性。设计要有事实根据,不是"幻想"。第二,适时性。设计是预测未来,因此各项主要活动何时实施、何时完成,都应该有时间上的安排,并不断检查。第三,适应性。牵扯到多种可变因素,因此应该有弹性,以增加其适应性。第四,持续性。人生的每个发展阶段都应能连贯衔接。

对好护士来说,做好职业生涯规划对于完善自我有着重要意义。它体现在以下几个方面:

第一,职业生涯规划有助于护士确立个人发展目标。通过分析了解自身能力、才华和性格特点,找出自己的特长,确立自己的个人发展目标,并制定一系列行动计划,充分发挥自己的潜能,最终实现目标。

第二,职业生涯规划能够激励护士努力工作。随着时间的推移,计划将一步一步地实现,这时思维方式和工作方法将逐步改变。但最重要的是:必须有具体并且可实现的计划。

第三,职业生涯规划能助护士把握关键。做好职业生涯规划能帮助我们更好的安排日常工作的优先级顺序。通过职业生涯规划将使我们能够把握关键,提高成功的几率。

第四,职业生涯规划有利于挖掘护士个人潜力。职业生涯规划可以帮助集中注意力,专注于自己有优势且能得到高回报的领域,这有助于发挥更大的潜力,最终达成目标。

第五,职业生涯规划能助护士了解当前的努力。为你提供了一个自我评估的重要功能,可以根据规划的进展情况评价当前取得的成果。

总之,现代社会是一个知识的社会、高新技术层出不穷的社会,也是一个充满竞争与挑战的社会,因此,护士生存的压力越来越大。这就要求护士必须有较高的智慧,做好职业规划,不断提高自身的综合素质。

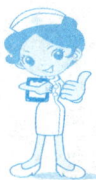

3

善于学习,做护士中的多面手

在这个知识经济的时代,学习已经突破了学校的限制,变成了终生的事情。作为一名护士,如果没有一定的学习能力,靠参加工作前的一点"存货",很快就会无法适应工作的需要。护士工作对知识的需求量非常大,作为新世纪的护士,仅靠自身已有的知识是不够的,为此,我们必须不断的充实自己,拓宽自己的知识面,提高自己的业务素质。

朱慧玲一直在基层从事护理工作。在十多年的临床护理工作中,她爱岗敬业,多次被评为优秀护士。她一直遵循着"一切为了患者,一切服务于患者,一切方便患者"的宗旨,树立了一个白衣天使的形象。

她为人谦和,又乐于助人,同时作为护士长的她凭借自己良好的领导才能和工作能力,将科室管理得井井有条,受到了广大同事的一致肯定和赞赏。无论是一名普通的护士,还是一名护士长,都以"护士必须要有一颗同情心和一双愿意工作的手"在默默地创造着属于自己的辉煌,特别是在担任门急诊注射室护士长期间,她敢于创新、勇于挑战,将门急诊注射室顺利打造成文明窗口,使门急诊注射室整体服务能力和水平实现了质的飞跃。

在门诊注射室，每天都会碰到形形色色的患者，不管是谁，在朱慧玲的眼里都只是渴望重拾健康的患者。无论多苦多累，她总是脸带微笑以温暖的双手和一颗圣洁善良的心，无微不至地关心着他们，用平和的心态和最大的热情服务每一个人，给予他们足够的帮助。

作为科室带头人，她不但自己虚心好学，更是通过各种方法培养理论强、技术硬的护理队伍。除了在平常的工作中把好服务质量关，调节好护患关系，业务上有指导能力外，还带头并鼓励科内其他护士不断加强自身业务的学习。在她的引导下，大家产生了对业务知识的渴求，在科内形成了比学习、比技术、比服务的良好氛围。

对于护士来说，无论财富还是名誉，这些都带不来也拿不走，它们都不属于你。只有知识是你自己的，你通过努力学习获得了知识，它永远是你的，没有人能夺走。人要积累财富，只有知识是最好的财富。所以，我们都应该做一个终身学习的护士，以真正的学识来提升自身的素质，做护士中的多面手。

凭着对白衣天使的无限挚爱和追求，她在护理工作岗位上默默耕耘已有15个春秋。虽没有惊人的壮举，但她用青春书写着生命的感动。在平凡的工作岗位上，她踏实工作、刻苦钻研、无私奉献，用真挚的爱心为患者拂去满身的伤痛，用自己的实际行动践行着一名白衣天使的神圣光荣使命。她就是青岛市胸科医院胸五科病房护士长纪雪芹。

时光飞逝，一晃，纪雪芹已经在医院工作了15个春秋。十五年如一日，她坚守"全心全意为患者服务"的理念，任劳任怨，勤勤恳恳，兢兢业业，积极进取，尽己所能为患者解除疾病痛苦。

她视患者如亲人，为患者服务从不怕脏不怕累，经常为科里的老年患者洗头发、修剪清理指甲等生活护理，受到患者及其家属的一致称赞。她曾获得"青岛市抗击非典先进个人""青岛市服务明星"，并多次被医院评为"先进个人""优秀护士长"等荣誉称号。面对这些荣誉，纪雪芹并没有沾沾自喜。她意识到，真正的临床护理工作并非打针、发药那么简单，在现代医学事业日新月异的今天，多年的工作实践经验告诉她，要想做一名优秀护士，只有不断学习和掌握护理前沿知识、理论和新技术，掌握与病人沟通的多方面技巧，才能给患者提供更专业、更安全、更放心的护理服务，才能满足现代整体护理的高要求。因此她利用业余时间刻苦钻研业务，购买大量的护理专业书籍进行学习，努力扩充自己的知识面，并在实践中不断提高自己的业务能力。

在自我完善的同时，身为护士长，她也十分注重对护士的教育和培养，时刻强调临床业务能力训练，经常组织护士学习各种专科护理知识和技术，鼓励大家在业余时间加强业务学习，并把自己的临床经验毫不保留地传授给年轻的护士。她善于管理，勇于创新，人性化合理化安排护士人力资源，实行弹性排班；安排好科室的各项工作，带领医院护士为病人提供人性化服务，减少病人痛苦。在她的带领下，胸五科成为了一个团结、积极向上、和谐的科室。护士的工作是繁琐辛苦的。如果说她没有任何顾虑，是不可能的，毕竟她已为人妻、人母，但是，她并没有退却，而是选择了坚守。她对记者说："这个工作总要有人干，我很喜欢这个工作，每当看到患者康复出院，所有的劳累都被幸福和骄傲所取代"。

护士一定要做一个终身学习的人！英国著名哲学家培根说过："知识就是力量。"其实知识本身并不具有力量，只有当知识化为明确的目标和具体的行动时，也就是说当知识转化为职业能力时，才会对人们起到一定的作用,才会增强我们解决实际问题的本领。知识是我们赢取发展的途径,而知识也是不断更新的,所以我们要在工作中不断地提高自己的认知和能力。21世纪是一个以知识、智力和创新能力为基础的知识经济时代,知识转化为能力才有用,才有力量。在企业中,无论是管理者还是员工,只有在掌握知识的前提下,学以致用,才能为企业发展提供坚强的保障。没有知识的人,在现代社会肯定会寸步难行,而且绝对不可能快乐地生活。

医学是一门永远追求进步、不断要求发展的科学。为学习最先进的知识,护士在繁忙的工作之余要努力充实自己。只有不断学习,才能与时代同行。作为一个护士,不论处在职业生涯的哪个阶段,学习的脚步都不能有停歇,要把工作视为学习的殿堂,学习中要注意融会贯通,学以致用,把新理论、新观念及时运用到护理实践中,改进工作方法,改善护理服务态度。在技术上精益求精,刻苦钻研业务,在工作中,注意观察,善于思考,解决临床护理难题,应用新技术、新方法,并积极开展护理科研。

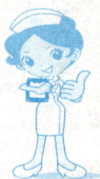

4

敢于大胆创新,解决护理难题

护理创新的最高目标是为患者提供安全、优质、满意的护理服务。创新是一种过程,也是一个结果。身在职场,无论是谁,若没有了创造力优势,都将很难有大的发展。为什么我们要强调创造力呢?因为推进人类文明不断进步的强大力量,就是无所不在的创造力!创新是一个国家和民族发展的不竭动力,也是一个现代人应该具备的素质。可以这样说,人类社会从低级到高级、从简单到复杂、从原始到现代的进化历程，就是一个不断创新的过程。创新在于不墨守成规，敢于打破原有框框，探索新的规律、新的方法。护士应该通过不断的创新活动，改善工作、提升服务质量，获得不断的完善与提高。

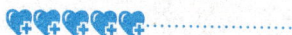

　　阳春容是某市儿童医院手术室的一名护士，日前，她设计的尿片式短裤和医用血管钳架获得了国家知识产权局的认证，在短短一个月内拿到了两项国家实用新型专利。

　　阳春容是一名手术室护士，在手术中主要配合医生传递手术器械，工作中她发现传递器械很容易凌乱，有时候还会发生滑落，大大影响了工作效率。"能不能设计一个架子，专门摆放这些手术器械呢？"

　　她花了两天时间画图设计，并专门找了一块钢板制作半成品。为了解决架子滑动问题，她整整想了两个月，最后终于做到既能让架子滑动，又能在使用时不让挡板倒下。三个月后，她设计的医用血管钳架正式出炉，这款血管钳架使用方便，能大大提高手术效率。

　　同样是在手术中，阳春容为解决在小儿泌尿外科手术中伤口渗血和压迫切口的问题，专门设计了尿片式短裤，其创新点在于：短裤前裆部的内侧朝上部和外侧朝上部都有负重袋体，结构简单有效。

　　阳春容说，她的灵感都来源于平时的生活。"设计血管钳架时，我第一个想到的是书架，要是各种器械能像书架上的书那样摆放，就会很整齐了。"正是这个灵感，让阳春容很快找到了设计入手点。而在设计尿片式短裤时，她的想法是把复杂的事情简单化，把以往的水袋固定法直接做成贴身裤子，换个角度思考，问题迎刃而解了。

　　阳春容说，她平时喜欢看一些发明类的节目和杂志，对遇到的问题有了什么想法,她就会去动手做,虽然也会遇到困难,但她更享受解决困难后的那种成就感。

这个故事启迪我们:工作中创新无处不在!立足岗位,处处都有创新的火花,都能体现创新的价值。许多人一提到创新就觉得离自己很遥远,其实不然。创新需要载体,要立足于自己的工作岗位。创新人人有责,创新在点滴之间。

在工作中,许多护士因循守旧,缺少创新精神,认为创新是科学家的事,与己无关,自己只要把分内的工作做妥就行,舍此无他。这种思想实在要不得。创新不需要天才,创新只在于找到新的改进方法。任何事情的成功,都是因为能找出把事情做得更好的办法,而能找出把事情做得更好的方法,就是创新。这就是说,一个优秀护士应该勤于思考,善于动脑,分析问题和解决问题,找出巧妙的解决办法。不论工作有多么繁忙,也要腾出时间来思考,找出最为省力有效的解决方案。

某医院外科护士长陆美艳带领该院胸外科、普外科护士们历时两年研制的移动式多功能输液架,获得国家实用新型专利。该输液架可有效解决患者因胸腔闭式引流管、伤口引流管、输液通路、尿管等管路太多,下床活动不便的烦恼,又能防止引流袋(瓶)位置过高导致的逆行感染,既便捷又安全,给患者带来了福音。为促进患者引流的顺畅及身体的康复,医护人员总是鼓励术后患者多下床走动。然而,患者术后往往身体虚弱,加上有些患者治疗时身上的输液袋、引流袋等较多,下床行动极为不便,有时患者下床还需要两三名家属帮助。若是患者同时有胃肠减压、输液通路、胸腔闭式引流、腹腔引流及尿袋等,下床活动变得更为困难。有没有更好的办法解决患者的下床不便的难题呢?看到患者下床不便带来的烦恼后,陆美艳便产生了研制多功能的移动输液架的想法。2013年起,她联合胸外科护士姚惠芳、普外科护士谭静燕着手开始研制多功能移动输液架,她们通过查找各类文献及专利报告、设计、测量、画图纸,再反复斟酌修改,最终一个多功能的移动输液架应运而生。该多功能的移动输液架分成三层。陆美艳介绍,这台多功能的移动输液架以传统移动式输液架为基础,保留原有输液架顶端的输液挂钩装置和输液架杆,并在适当位置增加了可放置胃肠减压负压球、胸腔闭式引流瓶、尿袋装置,同时还可为一些意外突发情况备有应急物品放置处,此外也设有特殊的把手让病人无论从哪个方向移动均能很好地握控输液架,也间接为虚弱的身体提供一个支撑的工具。该输液架应用于临床后,医护人员、患者及家属反响较好,普遍表示既减轻了患者及照护者的体力消耗,提高了患者的自理能力,又便捷安全,灵活性与稳定性兼具。

同样一项工作,有的人能轻易完成,有的人则费尽周折。其中的关键在于是否善于思考,懂得用脑。所以说,要善于创新思维。踩着别人足迹走路的护士,永远不会留下自己成功的脚印。创新需要动脑筋、出实招,剖析问题搞研究,解决问题上水平。只有拥有与别人不一样的想法,才能脱颖而出,才能超越自己。想法决定活法。你能想到别人想不到的,做到别人做不到的,就能获得别人得不到的回报。思路决定出路,思路一变天地宽。甚至变换一个思路,原本没有路的地方便有了路,甚至有两条或更多的路。所以,努力工作固然重要,但更重要的是我们能够找到巧妙而有效率的工作方法,高效地完成工作。

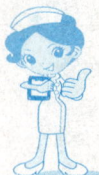

5

干一行专一行,做一个专家型护士

在不少人印象里,护士的职责就是"打针发药",俗称"打发护士"。其实这是一种误解。在全面开展优质护理的背景下,护士也可以成为专家。干一行专一行是成为专家的基本保证。医院是一个没有硝烟的战场,也是很多患者命悬一线的地方。因而,干一行专一行就对护士的要求格外的强烈。中华护理学会专家指出,专科护理是现代化医院发展的需要,也是培养护理高级人才的需要。随着医疗专科发展的需要和临床护理质量的迫切性,专科护士的缺乏已严重制约我国护理事业的发展。国外专科护士的首要任务是临床护理实践,为病人提供直接、高水平的护理,既让病人直接受益,又促进专科发展。所谓专科护士,就是在以护理专业分类的专科中,具有综合运用多学科知识,有较强的分析和解决临床复杂、疑难、危重病人护理能力的护士,她们是临床护理专家。

"万护士长,今晚还练太极拳吗? 上了几次课后,我感觉疲劳减轻了不少!"练太极拳,某医院肿瘤科护士长万永慧带领科室护士开展了科研课题《太极拳对放射性疲劳的护理干预》。

以往,对于癌症患者放化疗造成的放射性疲劳,护士能做的,只是叮嘱病人多休息;可不少病人向万永慧反映:"怎么越睡越累?"

这个反常的现象引起了万永慧的注意。她发现,在教科书上找不到很好的解决方法,而国外一般建议慢跑、散步,这对长期住院的肿瘤病人来说显然不现实,同时病人的心率等指标也不易被监控。

通过查资料，做调查，反复研究，万永慧发现教患者打太极效果好。万永慧告诉记者，功能锻炼课堂开展以来，病人普遍反映效果很好。下一步，她们将对病人的个体状况进行评估，制定出更专业的锻炼计划。

某医院危重症科护士长孙璇，2007 年成为全省首个获得国家级 ICU 专科护士资格的护士。已在临床从事护理工作 20 年的孙璇告诉记者，专科护士在临床工作中的一些"小革新"，往往能为病人减轻许多痛苦。ICU 收治的都是重危病人，对大小便失禁的患者，护士往往难以及时清理排泄物，造成患者的皮肤潮湿感染。如何帮患者减轻痛苦？一场"头脑风暴"之后，经过反复试验，一项小发明诞生了，原本用来收集造口排泄物的造口袋用在了大小便失禁患者身上，保持了皮肤的干净。随后，她们又将造口袋延伸到收集腹腔摆管渗液上，解决了腹壁皮肤溃烂的问题，为病人节省了更换敷料的费用。

好护士干一行专一行是一种优秀的职业品质，是每一位员工都应遵从的基本价值观。一个人无论从事何种职业，都应该热爱自己的工作，对工作尽心尽责、全力以赴。这不仅是职业的原则，也是人生的信条。

社会上许多知名的企业家和优秀的职场精英，他们也许没有上过大学，却作出了非凡的贡献，甚至取得了超出常人的成就。原因何在？就在于他们在工作中干一行专一行。对他们来说，工作岗位就是大学，岗位正是自己获得不断进步和提高的支点。对于员工来说，岗位就是一所大学。因为在学校学习的多为理论性知识，缺乏实践的指导性，参加了工作才知道一切还需从零开始，每一个岗位都是学习的良好机会。假若你学有所成，并在自己的工作中表现出来，你必然会受到企业的注意和重用。所以，我们要干一行，爱一行，专一行。这个世界并没有要求你成为某个行业的科学家，也不会强求你成为学科带头人，但是它确实要求你精通你所选择的行业,并在自己的位置上付出你全部的精力和智慧。如果你在自己的专业领域是行家里手,世界就会为你鼓掌喝彩。

护士马静是一名80后护士长,在护理岗位10余载,用真情服务了上万名患者;她是一名学术型护理能手,在临床护理中不断钻研理论知识,在国家级医学期刊发表专业学术论文10余篇,曾获锦州市自然科学学术成果三等奖。

近日,记者来到某市中心医院,采访到了这位可敬可爱的"白衣天使"。"能够取得一些成绩,不是我一个人的功劳,而是属于我们医院这个大家庭。每一位医护工作者都在默默奉献,我想只有发自内心将患者比做亲人,微笑待人,呵护生命,患者才会拿你当亲人,护患关系也会更加和谐。"马静在接受采访时朴实地说。

怀揣一颗服务人民群众的真诚之心,怀有一份忠于医护事业的热忱之情,在同事的眼里,什么活最脏最累马静就会抢着去干;哪里最紧急最危险,马静就会出现在哪里。她总是把方便让给别人,把困难留给自己,对待钟爱的工作无怨无悔。

马静为人低调谦和,本不想谈及过多工作表现的她,在记者再三"逼问"下,讲述了自己在护理岗位上的点滴片段。有一次,一位患者因车祸被送进重症监护室,在对其使用呼吸机治疗时,由于患者全身多处创伤,且大小便失禁,护理难度很大。马静凭借临床护理经验,对病情进行认真分析,最终找出护理难点,用更合适的方法护理这位病人。经过马静的耐心劝导和细心照顾,增强了患者战胜疾病的信心,她娴熟精准的护理操作减少了患者痛苦,使病人能够积极配合各种治疗,患者的病情有了很大进展。一次,一个不到两岁的小患者将一粒花生米卡在了喉咙里,经紧急处理后留在重症监护室进行观察,小患者由于看不到妈妈总是不停地哭闹。马静充当起了妈妈的角色,将孩子抱在自己怀里，哄着宝宝入睡，细心观察病情变化，为孩子更换尿布，她就这样照顾了小宝宝一整夜。直到第二天，小患者病情平稳被转移到普通病房，马静绷紧的神经才放松下来。

在国家卫生部倡导"优质护理服务"期间，马静带领全科护士共同努力，制定了"让微笑传递关爱、让生命得到尊重"护理理念，明确基础护理服务项目和工作规范，建立相应的检查监督机制，有效保证了护理服务质量。

成功学大师拿破仑·希尔说："专业知识是这个社会帮助我们将愿望化成黄金的重要渠道。"也就是说，如果你想获得更多的财富，就要不断学习和掌握与你所从事的行业相关的专业知识。在工作上，要想在激烈的竞争中占有一席之地，首先要有一些自己有而别人没有的强项。在21世纪激烈的竞争中，我们无处退缩。个人之间、企业之间、国家之间的竞争已经跨越国界，胜利者与失败者的区分变得更为清晰，唯有专业技能优秀的员工才能在全球化经济社会中站稳脚跟。所以，从现在开始，就努力修炼专业技能吧，把自己的专业发挥到极致，才能取得骄人的业绩和辉煌的成就。

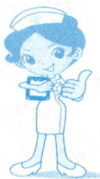

6

学习信息技术，追赶医学发展的潮流

作为20世纪最伟大的科学技术创造之一，互联网已经成为世界各国人民沟通的重要工具。进入21世纪，以互联网为代表的信息化浪潮席卷世界每个角落,渗透到经济、政治、文化和国防等各个领域,对人们的生产、工作、学习、生活等产生了全面而深刻的影响。在这种情况下护士就必须善于学习信息技术,赶上医学发展的潮流。

　　周蓓芳是某医院乳腺外科护士,她一直从事外科护理工作,从工作的第一天起,就始终保持着良好的心理素质和爱岗敬业、任劳任怨的专业精神。护理工作是平凡的工作,然而,护士却用真诚的爱去抚平病人心灵的创伤,用火一样的热情去点燃患者战胜疾病的勇气。护理工作不但要有爱心和优质的服务态度,还要掌握娴熟的操作技术、扎实的理论基础,才能为病人解除痛苦。乳腺癌患者术后需化疗,长期的治疗下来,不少患者的外周静脉都发黑、变硬,甚至闭塞,患者治疗后的生活质量大打折扣。为此,她不断学习,更新知识,钻研新的护理技术,了解到北京、上海等一线城市化疗患者多采取中心静脉穿刺,而本院也有人掌握这门技术,于是她多次放弃休息时间,去取经、学习,并运用于实践。在2008～2012年,为科室穿刺PICC80余例,为近百名这样的患者解除了痛苦。

　　认识周蓓芳的人都知道,对于自己从事的护理工作,她有着非同一般的偏爱甚至于固执。2011年,医院使用了新信息系统,新生事物总需要一段接受期,当绝大多数人还处在茫然、不知所措的时候,在护士长的安排下,她承担起了科内信息系统培训及协调工作,不少患者对于新的记账系统存在疑问,她一遍一遍不厌其烦地为患者解答,直到她们一个个满意而去。而为避免漏账、错账、重复记账给医院及患者带来损失,她利用下班时间对科里几十个患者的费用情况一一核对。在她的努力下,从上新系统以来,没有一例患者因账目问题对科室产生不满,更没有一例因账目问题产生的纠纷。

随着科技化和信息化程度的提高，网络技术在工作占有越来越重要的地位。网络能让护士学习到更多的新知识、新技术。我们可以多看看，吸取百家的长处，提高自身的能力，这样的话能让我们的视野更加宽广，同时也会给我们的工作生活带来许多的收获。现代信息网络技术的发展，把人类带入了一个信息化时代。随着科技化和信息化程度的提高，科学技术在护理工作中占有越来越重要的地位。因此，积极开展信息化管理是适应新形势下护理工作的需要，是保障护理方法科学化的重要手段。

病房视频监控系统是项新技术，护士应用视频监控可以 24 小时不间断巡视病室，是现代护理管理的一种新技术。视频监控方案分两种，有数字视频监控系统和模拟视频监控系统。数字视频监控系统造价高于模拟视频监控系统，系统功能较好的是数字视频监控系统。病区设备只需要摄像机、同轴线、视频分配器、监视器和硬盘刻录机。多端点多个监控点一个监视中心，两极监控技术。医院监控中心接入设备需要摄像机、同轴线（或无线监控）、视频分配器、路由器、视频采集卡、PC 机。安装时，要求病房中央位置采用吸顶式安装一台球型一体化红外摄像机。相邻的四台摄像机的视频信号，接入一台视频分配器。然后用视频接头和同轴线连接显示器。采用这一信息技术后，第一，可使每个监控单元循环显示。病区内可以达到以病床为单位监控，也可以选择重点病床。意外情况发生时，系统报警立即通知护士站或监控中心，医务人员可以根据报警位置，通过显示器查看病房内患者情况，立即做出反应。报警信号，包括患者躁动、烟气、夜视状态他人闯入病室等。第二，对于重危患者或者监护室中的患者，可请患者家属在显示终端上探视亲人的病情，也提高了医院人性化水平。第三，可以视频录像和回放。采用硬盘实时记录多路监控信号。根据病房的请求查询记录在硬盘上的数据图像,供事后调查取证使用。

病房实施视频监控技术是现代护理管理病房设施,可以迅速发现每一位患者异常或突发事件发生。它可以夜视实现夜班护理查房。由于它具有清晰动态图像回放功能,可以评估白班和夜班护理质量,护士在操作过程中是否按照操作常规执行,观察护士在操作过程中的患者满意度。护士长可以随时发现每一位护士操作的薄弱环节,及时调整护士,加大了护士长对病房现场控制的有效性。这就是现代信息技术带来的进步。信息技术的迅猛发展正在改变着人们的生活,合理使用先进的信息技术使得人们能更好地利用信息的价值。

然而,开放的网络是信息的主要承载体,在享受着它带来的便利的同时,非法利用信息技术和网络带来了信息安全问题,人们开始感受到信息安全所带来的巨大威胁。对此,护士也要重视,强化信息保密意识。20世纪中叶以来,现代信息网络技术的发展,把人类带入了一个被称作"信息化"的时代。令人担忧的是,在"信息化"之后,人们愈来愈严重地依赖于以计算机网络通信技术为支撑的、庞大而脆弱的信息网络系统。信息网络和信息网络系统一旦被破坏,将直接危及公民权利和国家安全,导致灾难性的后果。随着网络应用的不断发展和深入,我们对于那些沟通信息的纽带也越来越依赖,如何保证网络安全、稳定、畅通地运行也就成为紧迫而且重要的问题。护士的保密工作将面临许多新情况、新问题。因此,护士要克服"无密可保、事不关己"的思想,树立"保守秘密,人人有责"的观念。在做好本职工作的同时,同时也能做好保密工作。比如,网络及办公自动化设备指定专人管理。做到涉密计算机不上网,上网计算机不涉密,避免泄密事件的发生。

第九章

诚信待人，团结同事：点燃医护团队的正能量

好护士必须具有诚信的品格、较高的思想修养及高尚的道德情操。诚信不仅是社会中每个人所应遵从的最基本的道德规范，而且也是处理好人与人之间关系的准则。诚信待人才能感动他人，塑造有活力的护理团队。

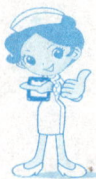

1

以信待人,做名诚实可靠的护士

护士要诚实,以诚待人才会赢得别人的信任,没有这一点,一切都是无稽之谈。一位伟人曾经说过:"世界上最聪明的商人是最诚实的人,因为只有诚实的人才经受得起历史和事实的考验。"但是,在现实生活中,诚实的人却屡屡遭受欺负和讹诈,诚实被看作是"木讷"的代名词,甚至给诚实的人戴上了"老实无用"的头衔。但是,生活不会辜负真诚的人,终究会给予他们丰厚的回报。我们应该坚信,诚实是最受欢迎的品德,是赢得尊重的法宝之一。

作为一名护士,必须具有诚信的品格、较高的道德修养及高尚的思想情操。诚信是一个重要的社会道德范畴。诚信是无言的,但它的力量却是巨大的。在一个人的一生当中,可以没有金钱,也可以没有荣誉,但绝不能没有诚信。"人,以诚为本,以信为天。"有了它,你才能和别人相处得更加融洽;有了它,你的生活才能更加滋润;有了它,你的人生才能更加丰富多彩。

美国心理学家安德森曾经做过一个试验,他制定了一张表,列出 550 个描写人品性的形容词,让大学生们指出他们所喜欢的品质。

试验结果明显地表现出,大学生们评价最高的性格品质不是别的，正是"真诚"。在八个评价最高的形容词中，竟有六个（真诚的、诚实的、忠实的、真实的、信得过的和可靠的）与真诚有关，而评价最低的品质是说谎、作假和不老实。

安德森的这个研究结果具有现实意义。在交往中，人们总是喜欢诚恳可靠的人，而痛恨和提防口是心非、虚伪阴险的人。真诚无私的品质能给一个外表毫无魅力的人增添许多内在吸引力。人格魅力的基本点就是真诚。待人心眼实一点，守信一点，能更多地获得他人的信赖、理解，能得到更多的支持、帮助和合作，从而获得更多的成功机遇，最后脱颖而出，点燃闪亮人生。

人与人的感情交流具有互动性。一个人如果要想与人成为知心朋友，首先得敞开自己的胸怀。要讲真话、实话，切忌遮遮掩掩、吞吞吐吐、令人怀疑，以你的真诚去换取别人的真诚。请记住：只有真诚对待对方，才能赢得对方的信赖。以诚待人，能够在人与人之间架起一座信任的心灵之桥，通往对方心灵彼岸，从而让对方消除猜疑、戒备心理，把你作为知心朋友。我们在工作中应充满真诚，离开了真诚，则无友谊可言。一个真诚的心声，才能唤起一大群真诚人的共鸣。

"我是一名老护士了。"从17岁的花季少女到如今已为人母，刘俊成为白衣天使的时间已有23年了，她笑称自己是名老护士。7年前，刘俊从南山医院心血管内科来到南山医院田厦社康中心。"护理工作是一份再平凡不过的岗位了。"刘俊说。23年来，她几乎每天都是和各种各样的病患打交道，注射器、药物成了每天陪伴她的"伙伴"，这之中没有顶尖的技术，也没有任何的豪言壮语。但刘俊说，这份平凡的工作却让她倾注了全部的心思，多一点耐心、责任心和病人打交道，多一份细心在护理中，不出丁点儿差错。因为一旦工作出现问题，不但给自己留下遗憾，甚至给病人造成无法弥补的痛苦。

做了 20 多年的护士,刘俊对护理工作生出了不少感悟。她说,其实一般说来,护士与病人,尤其是与一些住院病人之间的接触时间,可能是医生与患者接触时间的三倍多,一名优秀的护士不仅应该是病人的守护者,能够照顾病人的吃药、打针等日常护理工作,还应该是医生的眼睛和耳朵,及时将病人的治疗与康复情况传达给医生,协助医生治疗,帮助患者早日康复。

"每天做好自己分内的事,不留遗憾,坚持 20 年,那就是一种成就,就是一种享受。"刘俊说,做护士的这 23 年里,让她最开心的就是日常逛街时,总能遇到曾经护理过的病人主动和自己打招呼,嘘寒问暖的,那些康复病人能记住她就是她最大的成就。如今,刘俊还特地把自己的手机彩铃设为歌曲《祝你平安》,她说她希望遇到的患者、家人、朋友都能平平安安。

诚实是做人的基本准则,是人生的亮点。做一个诚实的人很不容易,有时会吃大亏,但是,诚实却能得到别人的承认和认可,得到别人的尊敬和赞扬。相反,满嘴谎言的人必定会遭到人们的谴责和耻笑。生活中,人们总是希望与诚实的人打交道,而不愿意与说谎话的人合作,因为与诚实相反的行为就是欺骗,欺骗是一种很危险的行为,将会导致信用的破产。所以,发扬诚实的品质,是成功的重要保证。护士只有诚信做人,诚信地对待工作、家人和社会公众,才可能建立和完善职业道德、家庭美德和社会公德。

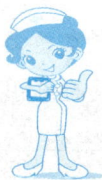

2

保持健康心理，练就过硬的心理素质

现代医学证明，生理健康和心理健康都很重要，缺一不可。那么，什么是心理健康呢？心理健康主要指人的精神、情绪和意识方面的良好状态。包括智力发育正常、情绪稳定乐观、意志坚强、行为规范协调、精力充沛、应变能力较强、能适应环境、能从容不迫地应付日常生活和工作压力、经常保持充沛的精力、乐于承担责任、人际关系协调、心理年龄与生理年龄相一致、能面向未来等方面。对于护士来说，心理健康才能适应现代瞬息万变的环境，才能提高承受各种压力的能力，才能从容不迫地面对生活。

一家肺结核专科医院里住着两个病人，甲的肺结核比较轻微，经过一段时间的治疗已经基本痊愈；乙的结核病很严重，医院已经没有什么办法了，只好让他回家休养。

这两个病人同一天出院，由于医院工作人员的马虎，出院时把两份病情通知抄写颠倒了。病已基本痊愈的甲接到的是病重尚未痊愈，要加强营养，注意休息的通知。一接到通知，甲便紧张起来，忧虑重重，认为医生从前对他隐瞒了病情，病是无法治好了。结果出院后，甲的病情一天天加重，并有恶化的趋势，没过多久又住进医院。而那位病情严重的乙看到出院通知上写着病情基本痊愈，心情顿时轻松，回到依山傍水的农村，经常食用新鲜蔬菜、水果，经常散步，再加上心情舒畅，精神愉快，被认为治不好的严重肺结核竟然痊愈。

就个体方面说,心理健康是成功之本,是幸福之源。因为从根本意义上来说,心理健康就是人在面临来自环境的挑战时,能充分利用其心理机制的调节潜能,作出适应性的行为抉择,从而享有成功人生。人生在世,面临挑战将是不断的,只有心理上的强者,才能战胜一切困难。

世界卫生组织曾对健康给出这样的定义:健康不仅是没有疾病,而且是身体上、心理上和社会适应上的完好状态。也就是说,人的健康包括身体健康、心理健康和社会适应功能良好三个方面。因此,在世界卫生组织的健康概念中,"精神上的完好状态"成了健康的三大标志之一。对此,联合国世界卫生组织具体提出了人的身心健康标准,一共有八条:

(1)吃得快。

吃得快是指进餐时有很好的胃口,能很快吃完一餐饭,并且对食物没有什么挑剔,食欲与进餐时间基本一致。吃得快并不是说要风卷残云般进食,而是指吃饭时不挑食,不偏食,没有难以下咽的感觉。吃得顺利,食欲正常,进完餐感到很饱足,没有仍旧很饿或腹胀的情况。

(2)"便"得快。

便得快是指有便意时,能很快地、顺利地排泄大小便,而且感觉轻松自如,在精神上有一种良好的感觉。

(3)睡得快。

睡得快是指睡眠有规律,夜晚上床能很快入睡,而且睡得深;醒后精神状态非常饱满。

(4)说得快。

说得快是指说话流利,语言表达正确,说话内容合乎逻辑,能根据话题的转换随机应变。表示头脑清楚,思维敏捷,中气充足。说话不时常停顿或下意识重复或前言不搭后语,说话不觉吃力,没有有话说而又不想说或说话过程中有疲倦之感,没有大脑反应迟钝、词不达意的情况出现。

(5)走得快。

走得快是指腿脚灵活,迈步轻松有力;转体敏捷,反应迅速,动作流畅。证明躯体和四肢状况良好,精力充沛旺盛。因诸多病变导致身体衰弱均先从下肢开始，人患有一些内脏疾病时，下肢常有沉重感；心情状况不良时，则往往感到四肢乏力，步履沉重，行动迟缓。

（6）良好的个性。

良好的个性是指言行举止能被别人认可，能够在适应环境中充分发挥自己的个性特点，没有经常性和持续性的压抑感。感情丰富，热爱生活，总是乐观向前，胸怀坦荡。

（7）良好的处世能力。

良好的处世能力是指看问题符合客观实际，自我控制能力强，与人交往的行为方式能被大多数人认可和接受。适应复杂的社会环境，对事物的变迁能始终保持稳定而良好的情绪，在不同的环境中能保持适应性。

（8）良好的人际关系。

良好的人际关系是指有与他人交往的愿望，有选择地交朋友，珍视友谊，尊重别人的意见和人格。待人接物能大度和善，既能善待自己，自尊自爱，自信自强，又能宽以待人，对人不吹毛求疵，在人际关系问题上不过分计较。

因此，健康不仅仅是指没有疾病或病痛，而且是一种躯体上、精神上和社会适应上的完全良好状态。成功学大师拿破仑·希尔说："积极的心态，就是心灵的健康和营养。这样的心灵，能吸引财富、成功、快乐和身体的健康。消极的心态，却是心灵的疾病和垃圾。这样的心灵，不仅排斥财富、成功、快乐和健康，甚至会夺走生活中已有的一切。"在工作中，护士的心理品质对于病人的情绪与治疗效果有重要影响。护士良好的心理品质使病人心情舒畅，精神愉快，提高治疗效果，而护士的不良心理品质使病人心情烦躁，降低治疗效果。比如，护士高度的责任心是护理工作认真负责、一丝不苟的必要心理条件。如果护士工作粗心大意，马马虎虎，轻者会引起病人反感，心情不快，影响医疗措施效果的发挥；重者造成护士与病人之间人际关系紧张，还可能导致医疗事故。因此培养护士高度的责任心，也是加强护士心理素质的内容。

总之，在工作中，一名好护士要有良好的心理状态，能够保持乐观的情绪,过硬的心理素质;应具有扎实的专业理论知识,掌握各种疾病的症状、体征和护理要点;还要有娴熟的护理操作技能、敏锐的观察力,高度的责任感和主动的服务意识。只有如此,才能做好护理工作。

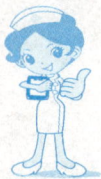

3

融入护理团队,不做独行侠

在当今社会中,是一个团队护理的时代。无论是从企业发展还是从个人发展方面,护士都不能脱离团队而且必须融入团队中去。每个人的能力都是有限的。一个人精力旺盛,往往误认为没有做不完的事。实际上,精力再充沛,个人的能力还是有一个限度的。超过这个限度,就是人力所不及的,也就是个人的短处了。所以团队就显得重要了。一个"独行侠"或许听上去够个性,然而步入社会后,在事业上却是无法取得成功的,因为没有人能够受得了刚愎自用、骄横独断、我行我素的合作者。这样的人无论拥有多强的专业技术,在任何一个团队里都会被他人排斥,无法施展自己的本领,无法在社会上成功。

一位畅游南美洲的作家,曾见过这样一种奇特的景观:

游客们点燃干燥的原始草丛,把一群黑压压的蚂蚁围在当中,火借着风势,逐渐蔓延。

最初,受到大火袭击的蚂蚁乱成一团,但很快就恢复秩序,然后迅速扭成一团,像雪球一样朝外滚动突围。外层的蚂蚁被烧得"噼里啪啦"直响,死伤无数,但蚂蚁团仍然勇猛地向外滚动，终于突出火圈。

游客们还想再烧，被作家坚决制止，作家已被这群蚂蚁的勇敢和能够团结协作、同舟共济维护蚂蚁群体利益的契约精神所感动。

蚂蚁尚且知道作为团队中的一员就要团结协作，何况人呢！一个团队的优秀体现在哪里？就体现在超强的凝聚力上。凝聚力是对团队和成员之间的关系而言的，表现为团队强烈的归属感和一体性，每个团队成员都能强烈感受到自己是团队中的一分子，把个人工作和团队目标联系在一起，对团队表现出一种忠诚，对团队的业绩表现出一种荣誉感，对团队的成功表现出一种骄傲，对团队的困境表现出一种忧虑。这样的护士才是真正具有合作精神的员工。

一个人在团队中必须要懂得帮助他人，这样才能得到别人更多的帮助，使自己得到提升。否则，不但会影响自己的前途，而且还会让整个团队覆灭。竞争相当激烈的今天，已不再是单打独斗、单枪匹马的时代，个人要想实现自己的目标，必须要懂得团队合作，并在团队合作中实现共赢的目的。一滴水要想不干涸的唯一办法就是融入大海，一个员工要想生存的唯一选择就是融入企业。护士要想在工作中快速成长，就必须依靠团队，依靠集体力量来提升自己。做一名护士，一定要深刻认识到，只有团队先成功了，才有我们个人的成功。

作为一名为新中国护理事业献身 61 年的"南丁格尔奖章"获得者，已入耄耋之年的章金媛至今仍忙碌于护理一线，带领爱心奉献团队奔波在 120 多个社区，将医院的护理服务无偿延伸到 1000 多个困难群众家中，被广大群众亲切地称为"当代中国的南丁格尔"。不管年龄大小、病情轻重，患者在面对和蔼可亲的章金媛时，能感受到家人般的慈爱，痛苦也减轻了几分。在章金媛爱心奉献团队的帮助下，一些特困家庭特别是那些对生活感到绝望的家庭重新看到了希望。

2002 年，时年 40 岁的南昌市北湖社区居民梁甫章因生活中受到挫折跳楼自杀未遂，导致骨盆上端骨折、瘫痪在床 3 年，经章金媛爱心奉献团队坚持不懈地努力，竟奇迹般地站立起来了。被关爱的梁甫章同样关爱着社会，近年来，他不仅力所能及地参加社区志愿护理服务，还相继参加捐献肝细胞骨髓移植、器官捐献，坚持无偿献血。

章金媛说："完备的基层卫生体系必须有专业的社区护理做支撑。"在长期社区护理志愿工作中，章金媛和她的团队创新了"医院—社区—家庭"为一体的服务模式，使医院延伸了服务，病人得到了康复。

在章金媛的号召下，南昌市 17 名退休护士在 2000 年组建了从事志愿护理服务的"学雷锋组合"，并在 2007 年经中国红十字会批准，正式成为中国红十字会南昌志愿护理服务团。2010 年，她注册了中国第一个专业从事护理志愿服务的 NGO 组织——南昌市南丁格尔志愿服务团，这也是世界上第一个以"南丁格尔"命名的志愿者组织。如今，章金媛的志愿者服务团已发展到 3500 多名志愿者，从医护人员拓展到机关干部、公司职员、退休职工、出租车司机、在校学生等，服务范围也从南昌延伸到全国 19 个省、自治区、直辖市和港澳台地区，无偿服务累计达 9.2 亿多小时。

护士应有良好的协作精神互尊互助、团结协作，完成各项医疗护理任务。篮球明星迈克尔·乔丹曾说："一名伟大的球星最突出的能力就是让周围的队友变得更好。"时代需要英雄，更需要伟大的团队。21 世纪的竞争态势已经很明显，一个伟大的团队远远胜于英雄个人的作用。在社会中，每个人或多或少都有些英雄情结，内心都会崇拜英雄或渴望成为一名英雄，然而当今社会不是个人英雄主义的年代，而是一个团队合作的时代。个人英雄主义是团队合作的大敌。如果你从不承认团队对自己有帮助，即使接受过帮助也认为这是团队的义务，那只会使自己受阻。

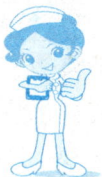

4

宽容友善，及时施以援手

护士做人要宽容。宽容不是懦弱、胆怯，而是大度与包容，宽容是对他人的最大鼓励和尊重。医学应该是真、善、美的完美结合。包容与友善是护患之间应有的心态。如果你想做一个好护士，让自己的身边都充满欢乐，就要用你一颗友善的心去对待他人。学会宽容，你将活得更美好，人生更有意义。

那么，在和别人打交道时，如何做到"与人为善"呢？首先，要学会宽容。宽容就是人与人之间相处时能充分地理解他人、体谅他人，拥有宽广的胸怀。在护理工作中，产生一点摩擦是正常的。俗话说，牙齿和舌头也会"打架"，矛盾发生后，应该学会忍耐、包容、体谅他人，不能斤斤计较，应该让矛盾迅速化解，也就是人们常说的"退一步海阔天空"。所以，护士应该学会宽容大度，及时对患者施以援手，使自己的周围充满欢乐。

2015年4月底，24岁的女护士何遥所在的病室收治了一名80岁高龄的患者颜某。这名患者刚刚做完胃穿孔手术，据其家属反映，老人一离开家人陪护，就容易出现暴躁情绪。5月1日13时许，在病房查看的何遥发现，独自一人留在病房的颜某竟然自己动手扯掉了输氧管，正站在病床上扯胃管。何遥立即冲上去制止。不料，身材高大的老人不仅不听劝告，还将身体瘦弱的何遥踹倒在地。何遥无奈,只好忍痛爬起来,跑回护士值班室打电话求救。之后,何遥不等同事们赶来增援,又跑回了病房。而情绪激动的患者见何遥返回,抄起不锈钢床栏就把何遥打倒在地。随后,又用床栏砸开纱窗,爬上了病房的窗台。

刚刚无端遭遇一场痛殴的何遥,强忍剧痛爬起来,一边大喊求援,一边快步奔向窗台边。正在此时,颜某突然身体前倾,何遥见状猛扑上去,一把抓住颜某的衣服,将已经悬空的老人死死拽住。这时,其他医护人员闻讯赶来,与何遥一道奋力把颜某拉了上来。一场危机,瞬间化解。

事发后,何遥浑身是血,天蓝色的护士服已经成了"血衣",头上淋漓的鲜血模糊了视线。伤口最宽处,缝了四针。为了拉拽患者,手上也伤痕累累,多处软组织挫伤。为何遥处置伤口、收拾衣物的同事们目睹惨状,很多人失声痛哭。

宽容展现了一个人开阔的胸怀和彬彬有礼的风度,用自己"友善"的心感染他人,远比唇枪舌战更有效。我们每个人都希望生活在友好、愉快的氛围中,都希望自己的周围充满善良、宽容和温馨,这就需要我们每一个护士以友善的态度与患者相处,共同营造一个和谐的生活环境。

在莎士比亚的戏剧《威尼斯商人》中有这样一句台词:"宽容是上天的细雨滋润着大地,它赐福于宽容的人,也赐福于被宽容的人。"的确,宽容是我们每个人再熟悉不过的词,也是一个人走向成功必须具备的心理品质。宽容不仅是一种境界,也是一种修养,更是一种美德。在护理工作中,护士必须要有大气度。提高一个人的气度,就是提高一个人的素质修养。护士有了宽容大度,才能全心全意为病人服务,才能救死扶伤。

2014年3月31日,麻城市黄土岗镇杉凹村村民刘昌发将一面写有"救死扶伤、医德高尚"的锦旗送到麻城市人民医院心内科护士长屈小平手中,见到苦寻近两月的救命恩人,刘昌发激动不已，感谢屈小平给了自己亲人"第二次生命"。

2014年2月2号下午4时许，在106国道麻城市红石堰村路段发生一起交通事故，女孩刘桂红头部、身上多处受伤，紧急关头，路过的屈小平和另外一名护士毫不犹豫地对伤者施救，为挽救生命赢得了宝贵的时间。在心内科办公室，屈小平向刘昌发询问刘桂红的伤情和康复情况。对于当天发生的事，屈小平仍记忆犹新："我们是从福田河（镇）返城的路上，其实当时我们已经走出四五米远了，在反光镜里看到发生了车祸。就是一个男孩把一个女孩带着，在路中间这个女孩摔下去了，然后一个车子又从这个女孩身上压过去了。"

当时，屈小平催促丈夫赶紧停车，她跳下车跑过去看伤者。看到一个女孩躺在地上，当时伤势非常重，左半边脸高度浮肿，人已经昏迷了。这时，市人民医院肿瘤科护士陶从英碰巧也路过此地，她也下车参与到营救中。两名护士在120救护车到来前，利用急救技术，对刘桂红进行现场施救。两位护士的急救措施为挽救刘桂红的生命赢得了宝贵的时间。刘桂红在市人民医院ICU重症监护室度过危险期后，转入武汉市协和医院进行进一步治疗。

刘桂红的家属在得知是市人民医院的两位护士救了自己亲人性命之后，马上在市人民医院张贴寻人启事，寻找好心人。经过努力，3月中旬，刘昌发终于找到了挽救他亲人生命的两位好心护士。他特地带着锦旗过来表达自己的谢意。

护士都是有大爱精神的，在危险的情况下，一个有爱心的普通人都应该主动地去帮助患者，护士更应该义不容辞地去做这些。每一个人宽容一点，大度一点，有爱心一点，我们的生活就会更为精彩、和谐、美好！

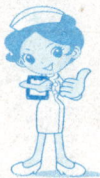

5

服从大局,做一名有团队精神的好护士

大局意识可谓是职场上不可或缺的职业品质。优秀的护士,凡事能从大局出发,在事关大局和自身利益的问题上,能以宽广的眼界审时度势,以长远的眼光权衡利弊得失,自觉做到局部服从整体,自我服从全局,立足本职,甘于奉献。他们不会急功近利,而是把个体目标建立在大局发展的基础之上。只有具备统观全局、服务大局的优良素质,才能做好护理工作,更为自己的职业生涯带来莫大的好处。

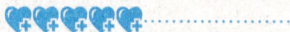

一家人力资源管理机构曾经做过一次这样的试验:试验的参加者们都被告知连续跑完五个四百米接力赛是他们这次行动的使命。参加试验的人被分成两个团队,每个团队又按照四人一组的方式分成若干小组,其中一个团队的各小组成员均接到告知:"在规定时间内跑完全部赛程,这是你们必须尽到的责任,不能尽到自己职责的人将被淘汰。"而另一个团队则没有接到任何提示。

试验的结果表明,第一个团队90%的小组都在规定时间内跑完了全程,另外10%的小组虽然超过了规定时间,但他们仍然尽全力跑完了全程。而在第二个团队中,只有20%的小组在规定时间之内跑完了全程,另外还有20%的小组跑完了全程,但是所用的时间却远远超过了规定时间。

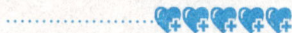

从这个故事中可以看出，团队精神是决定行为取向和行为能力的关键因素，是一切行为的出发点。护理服务由多个环节构成，需要各方面人员的共同协作和密切配合，只有发扬团队精神，才能保证护理目标的达成。例如：危重患者的抢救，参与抢救的人员就构成了一个团队，即抢救小组，此时，每个参与者的个人能力是抢救成功与否的基础，而成功的关键则是看小组成员能否协调配合与密切合作。如果小组成员团队意识不强，缺乏全局观念和整体意识，只想表现个人能力而各行其道，即使个人的能力再强，也难以产生良好的效果。如同著名的"木桶理论"所说的，一个木桶能装多少水，是由最短的那一块木头决定的，而没有每一块木板的紧密连接，木桶是同样装不了水的。因此，打造一个优秀的护理团队对护理工作尤为重要。

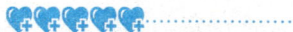

　　某男孩因发热咳嗽多天，被诊断为小儿肺炎住院，经抗感染治疗，4天后患儿体温正常，呼吸系统症状逐渐减轻。但于入院第4天晚上，患儿突然出现阵发性哭闹不止，并伴有腹胀、呕吐等，一时诊断不明。正当医生找原因，护士为患儿换尿布时，发现尿布除了黄色粪便外，还混有黏液血性物，为了证实血性物的来源，该护士及时为患儿做了肛门指诊。发现诊断物为黏液血便，该护士立即意识到，患儿腹胀、呕吐的原因可能是反复咳嗽而诱发的肠套叠，并及时报告医生做了处理。经检查，该护士推测是正确的，后来按肠套叠及时进行治疗，使患儿的病情逐渐好转。

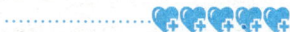

"没有完美的个人，只有完美的团队"，为患者提供优质安全的护理服务仅靠一个或几个护士的努力是远远不能够满足护理工作要求的。护士必须相互依赖、相互支撑，以团队的工作形式、在团队精神的激励下共同努力，才能达到个人和组织的成功。培养一支特别能吃苦、特别能战斗、技术过硬的护理团队，才能得到患者及家属、社会、同行的认可。

11 月 20 日,黎明的第一缕阳光轻轻照进妇产科病房,李冲再次抱起襁褓中的婴儿看了又看。看着可爱的小天使安然无恙,看着产妇一家其乐融融,李冲脸上露出了笑容。李冲是尉氏县门楼任卫生院的一名护士长。工作 5 年多来,她经历了太多这样温馨的场面。

2009 年,从郑州一高校毕业、准备签约某省级大医院的李冲,积极响应省农村卫生人才队伍建设工程的号召,毅然背上行囊回到家乡,扎根基层卫生院——尉氏县门楼任卫生院,踏上了反哺家乡基层医疗卫生事业的道路。刚到卫生院的时候,医院服务流程不规范、耗资购进的医疗设备无人会用、简单的护理技术无人会操作……这给李冲留下了深刻的印象。李冲暗下决定,一定要把在大学里学到的知识全部带到卫生院,和同事们一起提高技能,一起救死扶伤。

静脉留置针穿刺术在大医院是很普通的一项技术,但在当时全县 17 所乡镇卫生院无一家开展过这项技术。短短几个星期,在李冲的帮教下,门楼任卫生院 16 名护士全部掌握了这项技术。该卫生院购进了 10 台电动吸痰器,因无一人会用,一直放在仓库。李冲了解情况后,笑着对院长说:"我实习时就会了,让我教大家吧。"于是,在李冲的帮教下,该卫生院的护士又学会了一项新技术。

2010 年,李冲成为护士长。在她的严格规范下,科室的护士衣帽整洁、医疗操作更加规范。2011 年的一个冬日,尉氏县大马乡西王村一名产妇在去卫生院的途中把孩子生到了车上。凌晨 3 时许,李冲听到卫生院内有汽车喇叭声,马上穿衣起床。当看到产妇身体正常、新生儿嘴唇发紫、奄奄一息时,李冲迅速给新生儿吸痰、吸氧、用暖水瓶增温。当听到新生儿"哇"的一声哭时,孩子的父亲跪在李冲面前,拉着她的双手说:"是你给了我孩子又一次生命啊！"

"不管再苦、再累，只要一看到母子平安、看到一个又一个幸福的家庭从这里走出去，我都会感到无比自豪，觉得自己付出再多都值得。"李冲笑着说。如今，作为基层乡镇卫生院一名年轻的护士，李冲成为门楼任卫生院妇产科的一面"招牌"，并在全县卫生系统"最美护士"评选活动中当选。2014年，她又荣获团市委"新长征突击手"称号。

一个有大局意识的好护士能自觉地摆正自己在团队中的位置，能自觉地服从团队运作的整体需要、把团队的成功看做发挥个人才能的目标，这样的人绝不是一个自以为是、好出风头的人，而是一个充满合作激情、能够克制自我、与同事共创辉煌的人，因为他明白离开了团队，他将一事无成，而有了团队合作，他可以与别人一起创造奇迹。因此，在团队建设中，应使每一位医护人员都清楚自己的工作目标和工作重点，即要达到怎样的医疗服务质量、要取得怎样的病人满意度，从而尽量使每个成员的目标、利益与团队的目标、利益相一致。

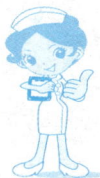

6

热爱护理事业，实现自己的岗位价值

护士对待工作的态度应该是爱岗敬业、尽职献身。工作不是为企业或老板打工，而是为自己打工。同理，敬业不是为了别人，也是为了自己。敬业的护士能从工作中学到比别人更多的经验，而这些经验正是他们向上发展的踏脚石。一个敬业爱岗的护士，从事任何行业都能比别人做得更出色，也更容易成功。因此，热爱护理事业是护士应有的品质和敬业精神，也是做好护理工作的动力和信念。

"我多做一点，病人的痛苦就减少一点。"郭金凤这样解读自己的工作。在护理中，她力争精益求精，最大限度减少病人的痛苦。"从干护士的第一天起，我就知道生命的重要。看到病人一天天好起来转出监护室，再苦再累我们也无怨无悔。"

病人完全不能自理，有的甚至长期昏迷，吃喝靠人喂，大小便失禁靠人清洗。在日照市中医医院脑病三科重症监护室（ICU）里，几乎全都是这样的病号。活儿又脏又累，很多护士来了又走。可护士郭金凤，已在这一特殊的岗位上坚守了8年多。重症监护室实行24小时无陪护制度，每位住进来的患者，所有的治疗、护理以及生活照料全由护士完成。每天早上接完班，郭金凤做的第一件事就是为患者进行全身温水擦浴，再进行各项治疗。由于大多数病人处于无自主活动能力状态，且病情变化快，护士除了要做好每天的常规工作，及时完成治疗、口腔护理、会阴护理、隔一两个小时翻身拍背外，还要密切观察患者的意识、瞳孔、肢体活动以及各项生命体征等病情变化，做好护理记录。工作忙碌又单调，郭金凤最大的愿望就是，把病人护理得干干净净，看着他们一天天好起来。

2012年底，郭金凤所在的脑病三科接收了一位因车祸受伤的病人，他全身有近30处骨折，3根肋骨完全断裂，头部受创严重，颅内血肿量近100毫升，已出现脑疝症状。在病人无家属、不确定身份的情况下，医院以抢救生命为原则，先救治，后收费。手术结束后，受伤司机的生命迹象开始变强，但依然昏迷不醒。转入ICU后，郭金凤每天早晚帮助患者翻身、拍背，细心观察是否有压疮，以防形成坠积性肺炎；在为患者鼻饲喂饭的同时，详细观察患者的饮食营养情况，并认真察看伤者排泄物，及时留取标本送检……经过精心的护理，该患者在 ICU 治疗了近两个月后，病情好转，转出监护病房。后来，病人妻子从东北赶来，跪在医护人员面前泣不成声："他是我们家的顶梁柱，医院救了他就是救了我们全家！你们做的，就是我们家里人也做不到啊！"

护士是一个崇高的职业，然而做一个好护士却不简单。一个好护士必须热爱护理事业，必须忠诚于患者的利益，视患者的利益高于一切，就像南丁格尔说的那样，"必须有一颗同情心和一双愿意工作的手"。

三百六十行，行行出状元。一个工作只要你喜欢，而且这个工作又特别适合你，能最大限度地发挥你的长处，那么，你就要做好它。有的护士说："我做的是最普通不过的工作，工作做得再优秀也看不到出路。再说，做到优秀又谈何容易？"是的，大多数的工作岗位普通而平常，但做到优秀也同样可以为自己创造更多的机会。其实，你能尽足本分，成功的光环就会不期而至。

沙亚贞原是漳州糖厂职工医院的护士长，也是漳州糖厂最老的一批工作者。在漳糖社区，提到"沙护士"无人不知。1992年，沙亚贞从漳州糖厂职工医院退休。退休后的她并没有离开医务工作，而是当起了一名义务的"沙护士"。她用自己掌握的卫生知识和护理知识，无私地为社区居民服务。哪家老人需要打针，哪家小孩发烧了，哪家孕妇需要咨询帮助，居民们总会在第一时间想到沙亚贞。"那时候社区医疗服务站少，药店也不多，老人腿脚不灵，不方便到医院去打针、挂瓶，我自己力所能及的就去帮一帮，这个没什么。"说起这些，沙亚贞语气平常。热心付出、无私帮助、不求回报，沙亚贞的言行让漳糖社区的居民们记住了她。"大家有头疼脑热都会找她，有问题就会找'沙护士'咨询。'沙护士'真的非常热心，是我们可亲可信的身边人。"漳糖社区的工作人员不住地称赞沙亚贞。

住在小区里的陈大妈患有糖尿病，一天需要打两针。陈大妈年纪大了，子女工作又忙，每天很晚才回到家里。了解到这个情况的沙亚贞主动承担起了给陈大妈打针的活儿。一天两针，几年来沙亚贞始终如一，从未中断过。做一天、一个月、一年或许容易，但是几年来的坚持，着实令人感动。沙亚贞今年已经76岁了，仍然坚持每天去给陈大妈打针，陪陈大妈聊天。

除了是社区居民的"健康大使"，沙亚贞还当起了芗城中学玉兰分校的义务保健医生。每当学校开展军训、运动会，总能看见她的身影。瘦小的身躯，肩上挎着一个小药箱，东奔西走，为学生们提供急救帮助。在玉兰分校的同学们眼中，她不仅是热心的"沙护士"，更是可亲的沙奶奶。

沙亚贞除了用自己的护理知识和卫生知识为社区居民提供帮助外，她还想将自己的所学教授给社区居民。沙亚贞说，自己有机会就会参加红十字会组织的救护培训班，学到了很多急救知识。她希望通过举行社区急救知识学习活动，让居民们学会一些基本的急救常识。

对于热爱自己事业的护士来说，医院就是他们的家，工作就是他们的生命。很多人之所以在工作一段时间后会发现自己与机器无异，就是因为他们对工作失去了那份热情。而员工一旦没有了对工作的热爱，就会变得不知所措，最终陷入职业困境。俗话说，任何平凡的工作，都能显示出一个人的不平凡。普通不代表无能，平凡也不代表简单，人人都是平凡的人，守好自己的岗位，干好自己的本职工作，当你把平凡的工作做出不平凡的业绩来，企业还能不重视你吗？况且，在做这些工作的过程中，你会积累经验，提升能力，当让你负责重要任务时，你才不会错失良机。任何工作都需要人干，日日重复干好一件工作，平凡也就变成了不平凡。

第十章

理解患者,奉献爱心:建立和谐的护患关系

  护士与病人保持良好护患关系是人性化服务的理念体现。构建和谐护患关系,为患者提供更优质的护理服务,要在情、理、法上下功夫。一名合格好护士不是评选出来的,更不是吹出来的,而是勤勤恳恳、脚踏实地做出来的,是得到社会认可的。

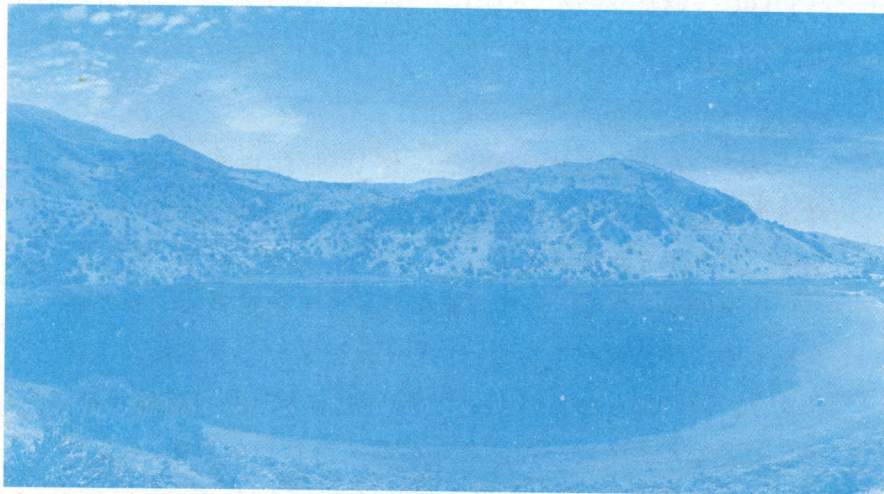

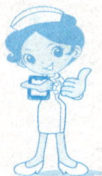

1

以患者为中心，发扬无私奉献的精神

护士所从事的是天底下最高尚的职业。选择了护理工作，就是选择奉献。奉献的精神，包含着护士的兢兢业业、脚踏实地的辛勤劳动，这里有汗水，甚而还包含着委屈的泪水。甘心奉献是一种境界。当护士将甘心奉献当作人生追求的一种境界时，我们就会在工作上少一些计较，多一些奉献，少一些抱怨，多一些责任，少一些懒惰，多一些上进；享受工作给自己带来的快乐和充实感，有了这种境界，我们就会倍加珍惜自己的工作，并抱着知足、感恩、努力的态度，把工作做得尽善尽美，从而赢得别人的尊重，取得岗位上的竞争优势。

"转眼，我已经在护理岗位上工作18年了，时光就像流水一样悄悄地漫过了我的生命，戴着护士帽，依旧感觉是如此美丽、圣洁。"护士牛宏梅这样说道。

18年来，牛宏梅把自己的青春交付给了护理事业。妇产科是她上班工作的第一个岗位，这是一个圣洁而又不易被人了解的地方。面对那些身负新生命的孕产妇，以及女性特有的疾病，她从心灵深处感受到一种沉甸甸的压力。产妇的紧张、焦虑需要安慰和解释，胎心的变化需要随时监测、及时处理，更可怕的是大出血、子痫病人，随时都有失去生命的危险，必须时刻警惕危险信号的征象，真正做到化险为夷。为了做好这份工作，她虚心请教，坚持多看多做多练，把别人闲扯的功夫用在钻研业务上面，只要有空就留在科室观摩，只要有机会就动手实践。"当一名白衣天使，用无私的奉献为患者架起生命的桥梁成为我事业追求的航向。"勤补拙、熟生巧，她很快进入了角色，成为同行中的佼佼者，经常得到老同志和病友的表扬。

1999年的夏天，妇产科收治了一位严重尿漏的病人，由于生活在牧区，加之疾病的长期折磨，患者蓬头垢面，满头虱子，臭气熏天，医护人员给患者进行治疗时，家属都不愿伸手协助。见此情景，牛宏梅在护士长的带领下，满腔热情对待病人，主动为病人洗头灭虱、擦澡，并从自己家里拿来换洗衣服，用真诚的言行影响和感化患者家属，连科室的医护人员都深受感动，主动为病人捐款捐物，不厌其烦为病人进行基础护理。随后，牛宏梅和护士长一起，为这位特殊的患者制定出科室的护理计划，使患者顺利手术并康复出院。"护士长常说，护理岗位不仅要能做事，还要会做事。"在以后的工作中，牛宏梅用责任和爱心去化解护理工作中的苦、脏、累，多次被家属和同行传为佳话。在内科上班时，一天深夜，一位有机磷农药中毒者被家属送来，患者中毒很重，生命垂危，她快速插管、洗胃，忙得手忙脚乱，病人呕吐的秽物溅到自己身上也全不在乎，硬是将其从"鬼门关"抢了回来，才放心离开。

2003年，一场突如其来的"非典"疫情，让人们经受了一场特殊的考验。牛宏梅所在的天峻县人民医院作为当地"非典"定点医院，当绝大多数人还处在恐惧、不知所措的时候，她在护理部的安排下，承担起了"非典"的防护培训任务。为完成好此项工作，牛宏梅和其他护士姐妹一起查阅资料，根据要求制定防护措施及程序，苦练防护服等的穿脱要求，并对第一批进入发热病区的工作人员进行严格的培训，以保证医务人员零感染。牛宏梅回忆当年的情景，自己都觉得不可思议："要说不害怕，那是瞎话，但从事了这项工作，唯一能做的，就是服从。"那年，牛宏梅一直在抗击非典的一线值班，在院领导的关心、支持和丈夫的理解下，把一切顾虑都抛在了脑后，全身心地投入到抗击"非典"的工作中。当这场没有硝烟的战斗结束后，她受到了县委、县政府的表彰，被评为"抗非典先进个人"。

牛宏梅从上班的第一天起，就注重提高自身专业素养，做一个勤奋好学、不断进取的女性。她知道，作为一名救死扶伤的白衣天使，仅有服务的热情是远远不够的，更重要的是，要有良好的护理技能及业务素质。她把在学校学习的护理理念贯穿于工作中，积极改变护理模式，在"以疾病为中心"向"以病人为中心"的转轨过程中，深入一线向患者及其家属调查护理措施落实情况，征求他们对护理工作的意见，使病人满意率逐年上升。由于勤奋好学，善于思考，并把理论知识与实践紧密结合，她的护理业绩得到领导、同事和病友的认可。在 2006 年至今的工作中，多次被评为"市级先进个人"。

好护士深知你在患者心中有多重，你在人民的心中就有多重！甘心奉献应是滴水穿石潜移默化地贯穿于我们的日常护理中，体现在我们每一个平凡的工作日，体现在每一个普通的岗位上。如果我们人人都能成为一个甘心奉献的人，把工作当成一种享受，把工作当成一种使命，那我们的生命会更有意义，我们的事业将更加繁荣强大。

全心全意为患者服务是护士的共同义务和天职，也是建立护患之间良好关系的思想基础。作为一名护士，我们应该用真诚的服务赢得病人的热爱，以"五心"规范自己的服务行为：爱心是欢乐的源泉；真心是美好的祝愿；细心是应有的素质；热心是人心的美德；耐心是对事业的执着。而这样的服务正是南丁格尔精神的体现。护理事业平凡而又神圣，在这神圣光环下承载着我们的欢笑与泪水，相信只要无私地奉献终能得到患者的理解与包容，我们将会用沉甸甸的爱去承载生命的希望，充实自己、温暖他人。

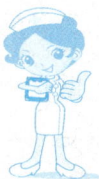

2

关怀爱护患者，拒绝抱怨心态

有位护士发表过一篇这样的文章，叫做《护士，别让"抱怨"坏了事》。文中提到，在临床护理中，由于工作琐碎、任务重、风险高、收入低等，有部分护士就会抱怨："自己辛苦付出不被重视""病人、家属难伺候……""检查多、考试多……""奖金不如他人高……"等。我们不能否认，在临床护理工作中，确实存在着这样那样的问题，护士避免不了产生一些负面的情绪和体验。但是首先要认识到，这是再正常不过的，"三百六十行"，哪一个行业没有自己的难处？偶尔的抱怨会获得人们的同情、理解。因为，"抱怨"是人的一种本能反应，是一种情绪的表现。但多次、长久的抱怨则会不利于护患关系和谐。患者被病魔缠身，大多数时候心情不好，护士如果再以抱怨的态度护理患者，就会使护理效果适得其反。

人们说，护士是天使，还因为护士从事着最平凡琐碎而繁忙的工作，不怕脏、不怕苦、不怕累、不惧感染的风险，时刻以救死扶伤、全心全意为人民服务为天职，不负国家和人民的期望。护士有着纯洁的心灵，高尚的情操，不求回报只求奉献成了她们心中的骄傲。但是，如果护士经常抱怨，就会毁掉这一切。抱怨就是表达哀伤、痛苦或不满，它是一种有害的情绪。抱怨是本经，里面写满了"为什么"。抱怨会磨灭人的斗志，磨损人的动力。倾向于抱怨的女人，总是会否认人存在的主观能动性，不能通过自我改造来适应世界和不断改造环境。抱怨会让自我陷入自怨自艾中，掉入泥潭而最终伤人伤己。

古代有个王子，总是觉得不快乐，每天愁眉苦脸。他看到一个老乞丐每天笑呵呵的，就问他："你为什么总是这么开心呢？"

老乞丐说："因为我知道自己多么幸运啊！你想，天地之间以人为尊，而我能生而为人，这是多大的幸运！人分男人和女人，男人又比女人强大，我恰好是男人，多幸运！许多男人身患残疾，或者被家世、子女等所累，活得狼狈不堪，而我自由自在，游戏红尘，这又是多大的幸运！既然老天这么厚待我，我不快乐一些怎么对得起它啊！"

可惜的是，我们中的许多人却连这个老乞丐的觉悟都没有。我们总是不知足，总是抱怨，于是我们活得很累很累。我们强迫自己去追逐能力之外的东西，却忘了欣赏身边的美丽。我们步履匆匆、心浮气躁，所以总觉得快乐遥远、幸福奢侈，殊不知，正是我们焦躁的心让一切安宁和平静支离破碎。可以说，抱怨带给你的除了烦恼还是烦恼。然而，抱怨能够解决问题吗？抱怨能够帮助你改变现状吗？抱怨能够使你的工作、学业、生意越来越好吗？什么都不可能。与其如此，还不如让自己暂时抛弃那些让自己烦心的事，学会不抱怨呢。事实证明，以抱怨的心态做护理工作会让人处于"怨而生恨"的不良氛围中。因此，护士要尽量使自己做到不抱怨。只有这样，护理工作才能做得更加顺心，护患关系才会更加和谐。

刘凤娟是河南省胸科医院胸外科护士长，她24年如一日，在平凡的护理工作岗位上勤奋工作，无私奉献，开拓创新，不懈追求，以实际行动诠释着一心为民的理念，书写着一名白衣天使的灿烂人生。1988年，刘凤娟毕业分配到河南省胸科医院，就一直战斗在护理工作的第一线。她常说，护理是爱心和艺术的结合，用心呵护每一位患者，用爱安慰每一位病人，是一名护士应尽的职责。

一天上午，从外院转来一位年仅14岁的小女孩，肠结核并完全肠梗阻。当时，患者出现了中毒性休克，脸色苍白，呼吸微弱，刘凤娟立即投入到抢救工作中。在抢救中，奄奄一息的女孩迷迷糊糊地喊着："妈妈，妈妈……抱抱我。"刘凤娟回头问道："孩子的妈妈呢？"女孩的爸爸抱着头，蹲在地上抽泣起来："我们离婚了。"她当即转身过去，弯下腰，把女孩轻轻地抱在怀里，柔声地说："孩子，乖，妈妈在！妈妈在！"就这样，女孩每喊一声"妈妈"，她就答应一声……

像这样的故事，在刘凤娟的护理生涯中还有很多很多。一位肺癌晚期合并肾功能衰竭的女性患者，住院时已经处于极度虚弱状态，医护人员一次又一次从死神手里把她夺了回来。在患者住院的一百多个日日夜夜里，一直被迫卧床，大小便都在床上，刘凤娟坚持着给病人翻身、擦洗、按摩、治疗，由于护理精心，所以未出现压疮、感染等并发症。每次，刘凤娟都亲切地握住患者的手，耐心地开导、安慰、鼓励。最终，患者虽然没有战胜死神，却是带着平静与安详离开人世的。患者的儿女对于刘凤娟给予他们母亲亲人般的无微不至的照顾感激万分，以中国最传统的方式——磕头向刘凤娟表达了谢意。

多年来，刘凤娟养成了这样的习惯，每天早上七点半准时到病房。当护士时，她为病人洗脸、刷牙、梳头、剪指甲、皮肤护理、协助病人进餐、整理更换床单等。一有空，她就深入病房，了解病人的心理状态，主动沟通交流，及时解决病人的需要，将人文关怀和护理操作紧密结合起来。当护士长后，她带领她的护理团队进一步转变服务理念，改变排班模式，推行温馨服务、感动服务、"五个一"服务等一系列人性化护理服务新举措。如为住院患者送生日贺卡、出院祝贺卡,为开胸手术病人赠送气球,为病人代购、陪购物品,提供便民箱、微波炉服务等。

冬去春来,时光荏苒。刘凤娟总是面带微笑,以饱满的热情、温暖的语言、真挚的眼神、娴熟的技术、圣洁的心灵为患者排忧解难,驱散了无数患者身心的痛苦和忧伤,让患者感受到的是亲情化、人性化、规范化的护理服务。她用爱心抚慰着患者的伤痛,用精湛的技术挽救了一个个垂危的生命,也赢得了病人、家属及同事领导的广泛赞誉。

护理生涯是一条曲折漫长的路,一路走来,几多辛酸,几多欢乐,酸甜苦辣,尽在其中,但我们不要抱怨。护士护理患者非常辛苦,尽管主观用意是好的,向患者所提要求也是正确的,但常常得不到患者认可,甚至被投诉。原因何在? 这是由于护士在护理工作中有时会以埋怨的语气指责、批评患者,使患者反感,产生了抵触情绪,以至不按护士的要求服从病区管理,不配合护士执行医嘱,使护理达不到预期效果,护士还会落个态度不好的名声。所以,为了患者的健康,为了医患的和谐,我们在护理工作中应该要学会不抱怨。

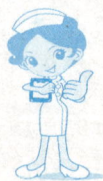

3

善于沟通,灵活处理医患纠纷

护理工作需要良好的沟通技巧。一般人常以为,沟通就是说话的艺术或者当众演讲的艺术,认为能说会道的人就是沟通能力强的人。其实这样说是很不全面的。能说会道的人，未必就是善于沟通的人。那么，究竟什么才是沟通呢？从实用的角度来讲，沟通是一门人与人之间交往的艺术。它不仅包括你说话的能力，包括这些话该不该说，该向谁说不该向谁说，该在什么时候说不该在什么时候说，该在什么场合说不该在什么场合说，该如何说不该如何说，还包括对于别人所说的话你该不该听，该在什么时候听不该在什么时候听，该在什么场合听不该在什么场合听，该如何听。沟通更像一门艺术，追求的是最佳的效果，稍有不慎，便会出纰漏和问题。中国医师协会曾对各种医疗纠纷进行过调查，发现技术原因引起的不到20％，80％缘于服务态度、语言沟通和医德医风。因此，加强沟通，还有很多需要做的。

2009年6月11日，武汉市江夏区疾控中心当班护士长朱雪英正在上班时，被凶手张某手持长刀砍伤颈部，抢救无效身亡。疑凶张某是本地人，两个月前的4月10日晚，张某称被狗咬伤，来门诊注射狂犬疫苗，是朱雪英为他处理了伤口并注射了狂犬疫苗。但三天后，张某又来到门诊部，说是朱雪英给他打的是"毒血"，致使他肚子疼。经劝说后，张某离开。但随后他又三次来找朱雪英要"说法"，其中一次还带着刀。6月11日正好是朱雪英当班，张某八点半又拿着一把长刀一声不吭地闯进接种室，直接用刀抵住朱雪英的颈部，口中还念着："你害得我肚子疼，杀死你，我去自首。"导致血案发生。

这是一起典型的护患之间缺乏沟通导致的悲剧。由于病人对病情不了解，而医务工作者在医治的过程中也没有向病人阐述清楚，治疗后会在短时间内出现某些并发症，因而导致了病人的怀疑心理。最重要的是，当病人因为内心的极度不满而上门泄愤时，也没有人来和他交流，仅仅是将他拒之门外，这就更加激化了矛盾。试想一下，如果张某多次来讨要"说法"时，护士能多一些耐心，仔细对他解释清楚，并明确告知他，不可能是毒血,打开他的心结,这样的悲剧或许就不会发生。

其实在全国有很多地方都出现过这样的悲剧,患者因为对医务工作者的治疗感到不满而发生的暴力事件层出不穷。难道这么多血的教训,还不能说明事情吗?原本应该对医务工作者怀有感激心理的病人,为何会怒目相向。追究其原因,除了某些护士失职之外,还有在治病的过程中双方缺少沟通、交流,以至于对出现的问题不能及时得到解决。总之,沟通不善是祸根。

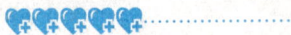

有一则寓言:一把坚实的大锁挂在铁门上,一根铁杆费了九牛二虎之力,却无法将它撬开。一个瘦小的钥匙来了,它把身子钻进锁孔,只轻轻一转,那大锁就"啪"的一声打开了。铁杆奇怪地问:"为什么我费了那么大力气也打不开,而你却轻而易举地就把它打开了呢?"钥匙说:"因为我最了解他的心。"

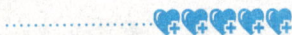

打开锁其实很容易,只要你有钥匙。人与人沟通不难,需要的是你如何既准确又以不失巧妙的方式打开它。有一句广告词:沟通从心开始!是的,人与人之间的沟通就是从心开始的。护士应经常评估自己的沟通方式,不断提高沟通水平。护患沟通一般有三个层次的区别:第一,一般性交谈。一般肤浅的、社交应酬开始语,如"你好""今天天气真好""你吃过饭了吗"之类的口头语,这种话在短时间内使用会有助于打开局面和建立友好关系,但不能长期千篇一律,而不进入深一层次的交谈。第二,陈述事实。沟通是报告客观的事实,没有参与个人意见,或牵涉人与人之间的关系。在此层次,主要让病人陈述,护士不要用语言或非语言性行为影响他继续往下讲。第三,交流各自的意见和判断。在此层次,一般双方都已建立了信任,可以互相谈自己的看法,交流各自对问题或治疗的意见,作为帮助者的护士应注意不能流露不同或嘲笑的意思,以免影响病人对你的信任和继续提出自己的看法和意见。

补液室像往常一样安静而有序，大家都专注地做着手里的活，突然传来了一连串的指责声："就是你们让我带病历卡，刚还在的，现在不见了，你们必须负责，必须你们赔给我，我每天都来吊针，你们还叫我带病历卡……"

值班护士急忙跑到说话阿姨的身边，说道："阿姨，您先消消气，不着急，我们核对好病历卡后都会及时送还到您手里的，您好好想想刚才去了哪些地方？""我年纪大了，不记得了，就在你们这里丢的，你们给我拿出来，呜……"阿姨不依不饶地质问我们。"那你看这样好吗，你刚才坐哪个座位输液的，我们去位置上看看……""不记得了……"阿姨回答说，这时旁边早已聚满了围观者。

当时上班总共三护士，两个护士继续接待着新来的病人，另一个只好继续去帮她寻找，趴在地上找，翻开椅子找，挨个向其他病人们询问，终于在阿姨座位底下找到了她的病历卡！阿姨如获至宝，激动地对护士说："谢谢你，我刚才真的很着急，卡里还有好多看病的钱，没别的办法才来逼迫你们，对不起啊！"

构建和谐社会，对医疗行业来说，很重要的一条就是以病人为中心，多给患者一些人文关爱，体恤患者的痛苦，同情患者的困难，尊重患者的顾虑，努力让患者获得身心健康。在医患纠纷事件上，的确有无理取闹者、别有用心者，甚至职业医闹，但这毕竟是少数人。而产生医疗纠纷的最初原因，大部分还是医疗服务质量存在一定的不足造成的。如打错针、发错药、做错手术、未履行告知义务、收费不正确、服务态度欠佳等。因此，护士和患者之间有效的沟通，不仅有益于患者的健康，而且能够减少医疗纠纷的发生，能够高效地传达病人对于医疗护理的要求，建立良好的护患关系。

4

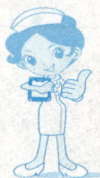

理智应对,化解患者及家属投诉

护患关系不仅是护士与病人的关系,也包括与病人家属的关系。因此,病人家属在病人治疗康复中发挥着极其重要的作用。病人家属的言行,既受病人的影响,又影响着病人,可以说护士与病人家属的关系,是护患关系的一种补充。所以对待病人家属,同样应像对待病人一样和蔼、热情、耐心,必要时还需主动,以减轻其心理负担,真诚地、尽可能满他们的要求,从而使他们对护士产生信任感,可令护理工作产生事半功倍的效果。

当然,作为护士也经常遇到患者及其家属的抱怨、投诉等问题,投诉往往是医疗纠纷的雏形,消极处理可能使矛盾激化,让医院和患者成为敌对的双方。随着病人自我保护意识的不断增强,对医院的医疗需求和期望值也越来越高。当病人的预期效果不能如愿或者不够理想时,对医院的投诉就会由此产生。避免医疗纠纷最有效的办法就是理智应对,积极化解。

护士小莲是一名新护士,她为一个留置胃管的患者做完口腔护理后,端着治疗盘刚回到护士站,恰巧看到一位带气管套管的患者正在在办公桌上的白色处方纸上涂涂画画。出于对处方管理的责任感,小莲顾不上向患者做详细解释说明,就急忙将患者手中的处方纸拿走。很显然,行动方式有些生硬,直接的后果就是导致该患者家属的不理解,情绪激动指手画脚。一时间,在护士站台前弄出很大动静,引来许多病患和家属围观。

护士长王红见状，连忙上前，耐心而礼貌地安抚躁动的患者家属说："对不起，请您不要着急，您有什么问题我们一定尽力帮助解决。"患者家属显然被激怒了，说："处方不是我自己拿的，是门诊的一位医生交代事项时顺便给了我几张，我用它写字又有什么关系？"

王红把患者带到办公室，示意患者坐下，安抚说："我很理解您的心情。"稍微停顿了一会儿，见患者家属已经安静下来，继续说道："但是，您可能还不知道，医院对处方的使用范围有严格的管理要求，尤其是处方纸，是不能随便作其他的用途的……"

患者家属说："我亲人现在做了手术后暂时不方便大声讲话，只能写字，而原来买的写字板又太大，不方便随身携带。"

王红立刻意识到护士小莲在收回处方纸时解释不到位，不了解患者为什么要拿处方纸私用，连忙做出回应："是我们工作做得不细致，没有考虑到您的困难，请您谅解。现在，我就去给您拿一本我们专制的书写本，方便您使用。"说完马上到护士办公室拿了一个专供患者进行书写交流的小本子交给患者。

患者家属说："谢谢你帮我解决了实际困难，刚才我的态度不好，情绪有些激动，希望你们不要放在心上。"

王红会心一笑："没关系，只要您能够满意，我们就放心了。以后您如果有什么困难，请随时找我们，我们一定会尽力帮助您的。"

说起患者投诉，多数人会认为一定是医务工作者的服务出了问题。其实投诉不一定是坏事，有时投诉可以帮助我们改进工作，恰当地处理投诉可以让投诉者与被投诉者之间增加相互理解。护士在处理投诉时，要认真、仔细、耐心地听患者或家属说话，并边听边记录，在患者陈述过程中判断问题的起因，抓住关键因素。要尽量了解投诉问题发生的全过程，听不清楚的，要用委婉的语气进行详细询问，注意不要用攻击性言辞。在自己没有把握的情况下,现场不要下结论,如果要下判断,也不要轻易下承诺。最好将问题与医务人员协商一下,或者向医院领导汇报一下,共同分析问题。此外,护士在处理投诉时要讲究技巧,注意以下几点:

(1)耐心要多一点。

在实际处理中,要耐心地倾听患者的抱怨,不要轻易打断患者的叙述,更不要批评患者的不足,而是应该鼓励患者倾诉下去,让他们尽情宣泄心中的不满。当耐心地听完了患者的倾诉与抱怨后,当他们得到了发泄的满足之后,就能够比较自然地听得进医务人员的解释和道歉了。

(2)态度要好一点。

患者有投诉就表明患者对医院的技术及服务不满意。从心理上来说,他们会觉得医院亏待了他,欺骗了他。因此,如果在处理过程中态度不友好,会让他们心理感受及情绪很差,会恶化医务人员与患者之间的关系。反之,若医务人员态度诚恳,礼貌热情,会降低患者的抵触情绪。俗话说:"怒者不打笑脸人。"态度谦和友好,会促使患者平解心绪,理智地与医务人员协商解决问题。

(3)动作要快一点。

处理投诉的动作要快,一来可让患者感觉到受尊重;二来表示医院解决问题的诚意;三来可以及时防止患者的负面影响,对医院造成更大的伤害;四来可以将损失减至最少。如恶性事件、暴力事件等,一般接到患者投诉的信息后,即向患者电话或传真等以了解具体情况,然后在医院内部协商好处理方案,最好当天给患者作出答复。

(4)语言要得体一点。

患者对医院不满,在发泄不满有可能会言语过激,如果医务人员与之针锋相对,势必恶化彼此关系。在解释问题过程中,措辞也要十分注意,要合情合理,得体大方,不要一开口就说"你懂不懂最基本的医疗技巧"等伤人自尊的语言,尽量用婉转的语言与患者沟通,即使是患者存在不合理的地方,也不要过于冲动,否则,只会使患者失望并很快离去。

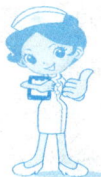

5

设身处地为患者考虑,消除护患误会

护患之间,要学会换位思考。只有相互信任、相互理解,才能走出信任危机,重建和谐。从医务工作者来说,应该用心对待患者,既要解除患者身体上的痛苦,也要关注患者的心理感受。虽然医学不能包治百病,但至少可以情暖百家。从患者来说,也要体谅医务工作者的压力和不易。医务工作者是一个高风险、高技术的职业,如履薄冰。他们长期处于高度紧张状态,在收入并不高的情况下,为维护人民群众的生命健康付出了巨大的心血和努力。因此,全社会都应树立尊重医学、尊重医务工作者的良好风气。

某县医院的内科门诊来了一位主述胸痛的病人,经医务工作者检查,诊断为"急性心肌梗死"。当时医务工作者考虑病人年纪轻,家庭经济情况也较好,就告诉病人家属病人病情的严重性,并建议立即转上级医院做介入治疗,但病人家属坚决不同意。没想到,病人家属还说:"就这么一点胸痛也能死人? 上个支架五六万元,他们医务工作者拿到多少回扣啊?"该院的医务工作者完全站在病人的角度想问题,也能理解他们的心情,并没有和病人计较,而是着力于如何来治疗疾病。为了不耽误病人的及时治疗,消除病人家属的误解,医务工作者经过病人的学医的朋友耐心沟通,病人最后才同意转上级医院做介入治疗。病人到了上级医院,当天就做了手术,放了两个"支架"。上级医院医务工作者说:"幸亏你们来得及时,否则后果不堪设想。"几天后,病人家属来医院结账时,感激地说:"要不是你们这么重视,我们的人还真危险呢。真不好意思,我们误会你们了,看来事情都不像社会上传的那样,还是好医务工作者多啊!"

好护士要懂得和学会尊重、同情、关怀、体贴患者。繁杂而琐碎的护理工作,往往让我们忽略了病人的感受。在平时的工作中,一个微笑、一句问候都可拉近彼此距离,培养感情,减少日后的纠纷。

与患者进行交流时,要先了解对方的文化背景、教育程度,如果文化程度高,很礼貌,很客气,那么交流的时候尽量用科学的语言;如果对方是一个老诚的农民或者文化程度不高,那么就要多交代一些,同时用一些大白话甚至方言俚语进行交流。交流中要学会使用一些恰当的比喻,让患者容易接受和理解,不要单纯用生涩的医学用语。如家属嫌诊断不清,你可以比喻为抓罪犯,要逐一调查;病人觉得治疗过程慢,可以比喻成爬山,总有个过程、有个高峰;病人觉得检查结果出得慢,如血培养需要一周,可以比喻成农民种地,不可能今天播种明天收获。这样,病人就会理解看病的过程。交流中一定要站在病人的角度、家属的角度进行,他们想知道什么、关心什么、担心什么,护士都要能说出来,并一一解答。当然解答的时候,要注意说话的语气、表达的方式,要专注、认真地注视着对方的眼睛说话,不要左顾右盼、目光闪烁、顾左右而言他,语气要关切、坚定、有力。要学会倾听,在忙的时候可以少听,但要让对方知道你是在忙而不是不耐烦;在不忙的时候要多倾听,可以在办公室,也可以在床边,甚至家属说的琐碎的事只要有时间也要倾听,这样患者会感觉很亲近,容易得到患者的信任。

一位护士说她曾经遇到过一个病人,这位病人因多发性子宫肌瘤收住入院。当给她安置好一切,问她病史时,她一个劲地摇头,闷闷不乐地坐在床尾,看着自己的脚,一言不发。当时护士以为是住院给她造成了恐惧,于是想给她一个适应的过程,护士就准备先行离开病房。这时，她抬起头看了护士一眼，她这一眼，让护士洞悉到了她想交流的欲望，护士支开她身边的亲人，和她聊了起来。她说，县医院的医生建议她切掉子宫，这样她就成了男人，以后她丈夫会嫌弃她。一直困惑着她的这个问题，致使她一直不敢去面对疾病。于是，护士耐心细致地用最普通的词汇向她讲述了她想知道的一切，耐心解答她的疑问。之后的几天里，她有事没事都爱来护士跟前聊几句。也许一个人只有解开了心结，才能有勇气面对现实，树立信心，战胜疾病。手术很顺利，同时她也很配合治疗。出院时，她拉着护士的手说："我要是有这么个闺女，真好！"

良好的沟通有利于病情的治疗，这是护患双方都乐于见到的。护患关系并非一个"死结"，而是一个"活结"。作为医务人员，要想和患者建立互信关系，得到患者的认可，那么，我们必须要站在患者的立场考虑问题，只有这样才可以建立互信关系！人与人的相处，抛开利益得失，我们是不是应该真心相对，把相互理解放在最高的位置。当彼此之间以笑脸相对，当彼此交涉时站在对方的角度，当面对纠纷时不再暴力相向，也许很多矛盾就以不再是矛盾，很多怨气也就不再是怨气。

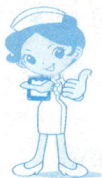

6

以真心换真情，促进护患和谐

近几年来，医患关系日益紧张，医疗纠纷急剧攀升，成为了备受社会关注的敏感话题,一再被人们所讨论关注,新闻媒体上更是屡屡爆出医患关系的话题,并且每每都带出一个个讨论高潮。研究发现,医患紧张的重要原因就是医患双方都不能彼此理解。双方都觉得自己"屈",因而产生了对立。解决这一问题的最好办法就是以真心换真情,增进双方的了解,体会各自的不易,从而能互相理解,互相包容,缓解医患紧张,减少医患纠纷。其实,医患之间的共同敌人是疾病。对于护士来说,重建医患信任,创建和谐护患关系,医疗机构和护士是主体,尊重病人、理解患者是关键。只有将挽救患者生命视为己任,让病人感受亲情般的温暖、用无私的关爱、奉献、真诚与服务呵护患者,为患者解除疾苦,才能赢得患者的信任,才能促进护患和谐。

　　"孩子,不哭、不怕……"作为一位普通的母亲,湖南航天医院儿科护士长何静婷将自己的那份母爱,倾注到儿科每个小患者身上。2011年11月26日,何静婷经过妇产科大门外走廊时发现一个蠕动的包裹,她抱起来一看,原来是一个哭得奄奄一息的婴儿。被弃男婴被确诊患有先天性梅毒,因为是传染病,需要隔离治疗,护理和喂养需要费很大的精力。孩子吸吮能力弱,何静婷就用小勺一勺一勺耐心地喂,把他当成自己的孩子般对待,哭了、尿了,她立即抱起来哄,换尿片、洗澡、喂牛奶……一丝不苟。孩子一天天好起来,长胖了,露出了懵懂可爱的笑脸。这么可爱的孩子怎么能缺少母爱呢? 21天后患儿痊愈,经过多方努力,终于找到了孩子的爸妈。当年轻的父母出现在医院门口,何静婷小心地将孩子转交过去,孩子父母热泪盈眶,连连道谢。

　　一名真正的好护士不仅是技术上的顶尖人才,而且是最有爱心、最有耐心的。这爱心和耐心是上帝赐给天使的翅膀,是天使带给病人的礼物。对好护士来说,病人是很可爱的。一位作家说过:白发老人应当唤起我们的柔情,天真的儿童应当打动我们的怜惜之心,脸上长着蝴蝶斑的孕妇应当让我们产生由衷的敬意。这话说得真好，因为从心眼里爱病人，才能真正当一个好护士。好护士要像朋友那样照顾关心病人，想病人所想，做病人所做。

　　　　2010年，宁乡县人民医院启动县内首个ICU（重症监护室）。经过精挑细选，院领导让陈俊挑起了护士长这一重担。"她工作起来，就像是个机器，不知疲惫。"科主任黎清华如是说。2012年春节，ICU来了一名特重度颅脑损伤的孩子乐乐（化名），他家两代单传，母亲高龄产子，把孩子看得很重。孩子母亲在ICU门口找到陈俊，大哭道："求求你一定要救救我的孩子，他要有个三长两短，我也不活了！"看着孩子苍白的小脸，陈俊心中一痛。她对孩子细心照顾，把孩子喜欢的音乐、视频来回播放，反复呼唤孩子，不断地按摩，20天过去了……终于，孩子慢慢苏醒过来。乐乐母亲激动得与陈俊相拥而泣。如今，ICU病房的文化墙上多了一张动人的照片，那就是康复后的乐乐回到这里，与他的护士长"妈妈"和叔叔阿姨们的合影。

　　建立和谐护患关系，需要好护士真心实意为患者排忧愁、办实事、解难题。当我们的护士每次穿上工作服，站在服务台里，都会在想怎样才能体现自己的价值？怎样才能真正地负起应有的责任？但这需要护患双方的共同努力，共同改变。当我们的医务工作者将让患者满意作为工作目标并为此而不懈努力时，你就会发现，我们的护士在改变，医院在改变，患者也在改变。

小测试:好护士的常识,你掌握了吗?

1. 护理学的四个基本概念指的是

A. 预防、治疗、护理、环境

B. 病人、健康、社会、护理

C. 人、环境、健康、预防

D. 人、环境、健康、护理

E. 病人、预防、治疗、护理

(D)答案解析:现代护理学主要就人、环境、健康、护理四个概念进行描述,它们是护理学的四个基本概念。

2. 下列有关适应特性的叙述,不正确的是

A. 适应是有一定限度的

B. 适应本身也具有应激性

C. 应激源来得越突然,个体越难以适应

D. 面对应激源机体只能做出一个层次的适应

E. 适应是区别有生命机体和无生命物质的一个特征

(D)答案解析:适应是有一定限度的,例如人对冷热不可能无限制地耐受。因此选项 A 的叙述是正确的。适应本身也具有应激性,如结肠癌患者结肠切除术后需安置人工肛门,这一治疗手段是机体适应结肠癌这一应激源的表现,但是这一适应本身可给患者带来另外一种应激源,就是患者要学会如何自我护理好人工肛门。所以说适应本身也具有应激性。因此选项 B 的叙述也是正确的。时间与适应也有密切的关系,应激源来得越突然,个体越难以适应;相反,时间越充分,个体越有可能调动更多的应对资源抵抗应激源,适应得越好。例如,久病而亡的患者的家属比意外事件死亡患者的家属更容易从失去亲人的悲痛中调整过来。因此选项 C

的叙述也是正确的。在面临应激源时,机体会做出多个层次的适应,包括生理层次、心理层次、社会文化层次以及知识技术层次等方面,不仅仅局限于一个层次的适应。因此选项D的叙述是错误的。适应是生物体区别于非生物体的特征之一,是任何生物得以在环境中生存和发展的最基本特性,因此选项E的叙述是正确的。因此本题答案为D。

3. 下列哪种沟通形式不属于非语言性沟通?

A. 面部表情

B. 手势

C. 身体运动

D. 身体姿势

E. 健康宣教资料

(E)答案解析:非语言沟通是指不使用语言的交流,因此面部表情、手势、身体运动、身体姿势都属于非语言性沟通。而语言性沟通则是指用语言进行的交流,可有书面语言和口头语言等不同形式。健康宣教资料正是使用书面语言进行的交流,它属于语言性沟通,因此本题的正确答案为E。

4. 下列不属于护理诊断的是

A. 潜在并发症:出血

B. 体温过高:与肺部感染有关

C. 有受伤的危险:与头晕有关

D. 便秘:与进食粗纤维食物少有关

E. 知识缺乏:缺乏冠心病居家自我护理的知识

(A)答案解析:"潜在并发症:出血"属于合作性问题或潜在并发症,它应该是由医、护合作解决的问题,不属于护士独立解决的问题范畴,因而不属于护理诊断。B、D、E三个选项属于现存护理诊断,C属于潜在的护理诊断。

5. 合理的病室环境是

A. 婴儿室室温宜在22～24℃

B. 室内相对湿度在 30%～40% 为宜

C. 破伤风病人,室内光线应明亮

D. 产休室,应保暖不宜开窗

E. 气管切开者,室内相对湿度为 40%

(A)答案解析:一般病室的温度以 18℃～22℃为宜。婴儿室室温应稍高,以 22℃～24℃为宜;病室相对湿度 50%～60%,湿度过低对气管切开者不利;破伤风病人应避免各种刺激,因此光线宜暗;产休室应该适当开窗通风,保持空气清新。

6.昏迷病人从急诊室被送入病室后值班护士首先应

A. 填写各种卡片

B. 通知医生、配合抢救、测量生命体征

C. 询问病史,评估发病过程

D. 通知营养室,准备膳食

E. 介绍医院环境

(B)答案解析:危重病人病情变化快,应该严密监测,并做好配合抢救的准备。

7.护士协助病人向平车挪动的顺序是

A. 上身、下身、臀部

B. 臀部、上身、下身

C. 臀部、下肢、上身

D. 上身、臀部、下身

E. 下肢、臀部、上身

(D)答案解析:采用上身、臀部、下身的挪动顺序,有利于病人的安全和对病人的保护。

8.全身麻醉未清醒的病人采用去枕仰卧位的目的是

A. 有利于静脉回流

B. 防止颅内压降低

C. 防止呕吐物流入气管

D. 减轻伤口疼痛

E. 减少局部出血

(C)答案解析:全身麻醉后病人可能出现呕吐,采用去枕仰卧位可使声门高于食管入口,防止呕吐物流入气管引起窒息。

9. 下列选项中不属于约束带应观察的项目是

A. 衬垫是否垫好

B. 约束带是否牢靠

C. 体位是否舒适

D. 局部皮肤颜色及温度

E. 神智是否清楚

(E)答案解析:垫好衬垫,保持被约束肢体处于功能位,可减轻因约束给病人带来的不适。检查约束带是否牢靠可增加安全性。观察局部皮肤的颜色和温度,可及时了解病人被约束部位的血液循环情况,避免因约束带造成局部血液循环障碍。

10. 下列不属于热力消毒灭菌法的是

A. 压力蒸汽灭菌法

B. 燃烧法

C. 煮沸法

D. 紫外线灯管消毒法

E. 干烤法

(D)答案解析:五个选项都属于物理消毒灭菌法。热力消毒灭菌法又属于物理消毒灭菌法中的一类,A、B、C、E均主要通过热力的作用达到灭菌效果。而紫外线灯管消毒法属于物理方法中的光照消毒法,主要依靠紫外线本身的作用来达到消毒灭菌效果。

11. 日光曝晒法达到消毒目的需要用的时间是

A. 2h

B. 4h

C. 6h

D. 8h

E. 10h

(C)答案解析:日光曝晒一般需要 6 个小时可以达到消毒效果,时间太短达不到消毒效果,时间太长也没有必要。

12. 可用于浸泡金属器械的高效类消毒剂是

A. 0.2%过氧乙酸

B. 25 戊二醛

C. 0.5%碘伏

D. 3%漂白粉溶液

E. 70%乙醇

(B)答案解析:戊二醛属于高效消毒剂,可以用于金属类器械的消毒。选项 A 过氧乙酸也属于高效类消毒剂,但是对金属有腐蚀性;选项 C 和 E 都属于中效类消毒剂;选项 D 对金属具有腐蚀和漂白的作用,也不适合于浸泡金属类器械。

13. 无菌持物钳的正确使用方法是

A. 可以夹取任何无菌物品

B. 手术室及门诊换药室使用均应每日消毒一次

C. 到远处夹取物品应持无菌持物钳速去速回

D. 取无菌持物钳时钳端无须闭合

E. 钳端向上,不可跨越无菌区域

(B)答案解析:选项 B 符合无菌操作的原则,对于手术室和门诊换药室这些使用无菌持物钳频繁的科室,应该每日消毒灭菌一次。选项 A 之所以错误,是因为无菌持物钳不可以夹取油纱布或酒精棉球这类潮湿的无菌物品。选项 C 之所以错误,是因为到远处夹取物品应携带泡钳筒一同前往。选项 D 和 E 都不符合基本的无菌操作要求,取放无菌持物钳时,钳端均应该闭合,使用时钳端一定要保持向下。

14. 传染病病区内属半污染区的是

A. 库房

B. 病区走廊

C. 医生值班室

D. 配餐室

E. 更衣室

(B)答案解析:按照隔离的制度,隔离区域内可以分为清洁区、半污染区和污染区。清洁区是指未被病原微生物污染的区域,如选项 A、C、D、E 均属于清洁区;半污染区是指所有可能被病原微生物污染的区域,如选项 B,病区走廊有可能会有病人走动;污染区是指和病人接触,被病原微生物污染的区域,如病室、厕所等。

15. 下列有关体温的描述正确的选项是

A. 长时间从事夜间工作者,在 24h 内其体温一般在下午 2～8 点最高

B. 老年人体温有下降趋势,高龄者体温会更低

C. 女性在月经前期,体温轻度降低

D. 婴幼儿体温较稳定

E. 女性体温较男性体温稍高

(E)答案解析:选项 E 正确。选项 A 错误,长期从事夜间工作者夜间体温升高,日间体温下降,体温一般在清晨最高;选项 B 错误,老年人因代谢率低,体温有下降趋势,但是高龄者体温又会升高约 0.6℃;选项 C 错误,女性在排卵至经前体温轻度升高;选项 D 错误,婴幼儿因体温调节功能不完善,体温不稳定。

16. 对脉短绌的病人,测量心率、脉率的正确方法是

A. 先测心率,后测脉率

B. 先测脉率,后测心率

C. 一人测心率,另一人测脉率,同时测 1 分钟

D. 一人测心率、脉率,另一人报告医师

E. 一人发口令,另一人测心率、脉率

(C)答案解析:选项 C 正确,两名护士分别测心率、脉率,由测量心率

的护士计时,两人同时测量 1 分钟。

17.代谢性酸中毒病人的呼吸表现为

A. 深长而规则的呼吸

B. 浮浅性呼吸

C. 蝉鸣样呼吸

D. 呼吸和呼吸暂停交替出现

E. 吸气和呼气均感费力

(A)答案解析:选项 A 正确,代谢性酸中毒病人呈深度呼吸,是深长而规则的呼吸;选项 B 见于濒死的病人,是一种浅表而不规则的呼吸,有时呈叹息样;选项 D 又称作间断呼吸,常见于颅内病变或呼吸中枢衰竭的病人;选项 E 属于混合性呼吸困难,常见于肺部感染等病人。

18. 为昏迷病人插胃管时,当胃管插至会套部时,要将病人头部托起,其目的是

A. 减轻病人痛苦

B. 避免损伤食道黏膜

C. 避免病人恶心

D. 加大咽喉部通道的弧度

E. 使喉部肌肉松弛,便于插入

(D)答案解析:由于昏迷病人吞咽及咳嗽反射消失,这样做从解剖结构上可以增大咽部通道的弧度,便于胃管沿后壁滑行,避免误入气管,从而提高插管的成功率。

19.以下可用热水坐浴的病人是

A. 阴道出血病人

B. 会阴部充血病人

C. 急性盆腔炎病人

D. 妊娠 8 个月的孕妇

E. 月经量大的病人

(B)答案解析:热水浴常用于术后、会阴和肛门疾病,消除或减轻充

血、炎症、水肿和疼痛。女病人月经期、妊娠后期、产后2周内、阴道出血和盆腔急性炎症均不宜坐浴,以免引起感染。

20.冷疗控制炎症扩散的机理是

A.增强白细胞的吞噬功能

B.降低细菌的活力

C.增进局部免疫功能

D.降低神经的兴奋性

E.溶解坏死组织

(B)答案解析:冷疗可使局部毛细血管收缩,血流减慢,降低细胞的新陈代谢和微生物的活力,从而限制炎症的扩散。

21.少尿是指24小时尿量少于

A.50ml

B.100ml

C.200ml

D.400ml

E.1000ml

(D)答案解析:少尿是指24小时尿量少于400毫升或每小时尿量少于17毫升。若24小时尿量少于100毫升则为无尿。

22.尿液呈烂苹果味见于

A.肝昏迷

B.泌尿道感染

C.阻塞性胆管炎

D.有机磷农药中毒

E.糖尿病酮症酸中毒

(E)答案解析:糖尿病酮症酸中毒时,因尿中含有丙酮,尿液呈烂苹果味。

23.肝昏迷病人禁用的灌肠溶液是

A.等渗盐水

B. 肥皂水

C. 生理盐水

D. 碳酸氢钠溶液

E. 温开水

(B)答案解析:肝昏迷患者禁用肥皂水灌肠,以减少氨的产生和吸收。

24. 下列关于粪便性状异常的描述,错误的是

A. 上消化道出血在时呈柏油样便

B. 完全性胆道阻塞时粪便呈酱油色

C. 消化不良者粪便呈酸臭味

D. 肠套叠病人呈果酱样便

E. 痢疾病人呈粘液血便

(B)答案解析:上消化道出血时粪便呈柏油样便;完全性胆道阻塞时粪便呈陶土色;粪便呈酸臭味见于消化不良;果酱样便见于阿米巴痢疾或肠套叠;黏液血便可见于痢疾病人。

25. 不宜作大量不保留灌肠的病人是

A. 结肠镜检查前病人

B. 腹部手术前病人

C. 急腹症病人

D. 高热病人

E. 习惯性便秘者

(C)答案解析:大量不保留灌肠的目的是解除便秘;为手术、检查或分娩前做准备;为高热病人降温。故答案 A、B、D、E 均是大量不保留灌肠的适应症。急腹症、消化道出血、妊娠、严重心血管疾病者禁忌大量不保留灌肠。

26. 关于药物保管原则,下列叙述正确的是

A. 药柜应放在有阳光照射的地方,以保证光线明亮

B. 药柜应透明,保持清洁

C. 药名用中文书写,标明浓度和剂量,字迹清楚

D. 毒麻药应加锁保管,专人管理,并进行交班

E. 瓶签模糊的药物需认真核对

(D)答案解析:药柜应避免阳光直射并且不应透明,以防止药物遇光变质;药名应用中、英文对照;标签模糊的药物不应使用。

27. 下列服药方法,不正确的一项是

A. 助消化药饭前服

B. 服用铁剂时,禁忌饮茶

C. 发汗药服后多饮水

D. 服酸类药时,避免与牙齿接触

E. 鼻饲病人服药,应自胃管灌入,灌后需温开水冲净

(A)答案解析:助消化药应在饭后服,以便药物和食物均匀混合,有利于食物消化。

28. 服用下列药物时,需常规测量脉搏或心率的是

A. 巴比妥钠、安定

B. 洋地黄、奎尼丁

C. 心得安、回苏灵

D. 强的松、地塞米松

E. 异丙嗪、氯丙嗪

(B)答案解析:服用强心苷类药物应先测量脉率(心率)及节律,如脉率低于60次/分或节律异常,应停止服用并报告医生。

29. 下列不属于超声波雾化器工作特点的是

A. 雾滴小而均匀,直径 $5\mu m$ 以下

B. 药液随呼吸可被吸到终末支气管肺泡

C. 雾化液温暖、舒适

D. 雾量的大小可以调节

E. 用氧量小,节约资源

(E)答案解析:超声波雾化器工作时不需要用氧。

30.长期进行肌内注射的病人,护士在注射前要特别注意

A. 评估病人局部组织状态

B. 针梗不可全部刺入

C. 询问病人有无过敏史

D. 认真消毒病人局部皮肤

E. 病人体位的舒适

(A)答案解析:长期进行肌肉内注射的病人,局部组织会出现硬结,影响药物的吸收,故在评估的时候需特别注意,并且在注射时要注意更换注射部位。